Biljna kuharica

Ukusna prehrana bez životinjskih proizvoda

Jelena Dokic

sadržaj

Uvod 9
energetske kuglice od mrkve 13
Hrskavi zalogaji slatkog krumpira 15
Pečene glazirane mlade mrkve 17
Pečeni čips od kelja 19
Umak od indijskih oraha od sira 21
Umak od humusa od papra 23
tradicionalni libanonski mutabal 26
Pečeni slanutak na indijski način 28
Avokado s tahini umakom 30
Tater Tots od slatkog krumpira 32
Umak od pečene paprike i rajčice 34
klasični party mix 36
Crostini od češnjaka i maslinovog ulja 38
Klasične veganske mesne okruglice 39
Balsamico pečeni pastrnjak 41
tradicionalni baba ganoush 44

Zalogaji maslaca od kikirikija 46

Umak od pečene cvjetače 47

Jednostavne rolade od tikvica 49

Chipotle pomfrit 51

Cannellini umak od graha 53

Pečena cvjetača sa začinima 55

lagani libanonski tum 58

Avokado sa začinjenim preljevom od đumbira 60

Mješavina za grickalice od slanutka 62

Muhammara umak s dodatkom 64

Krostini od špinata, slanutka i češnjaka 66

"Ćufte" od gljiva i kanelina 69

Okruglice krastavaca s humusom 71

Punjeni Jalapeño zalogaji 72

Meksički kolutići luka 74

Pečeno korjenasto povrće 76

Umak od humusa na indijski način 78

Umak od mrkve i pečenog graha 80

Brz i jednostavan sushi od tikvica 82

Cherry rajčice s humusom 84

Gljive pečene u pećnici 86

čips od kelja bez sira 89

Brodovi od avokada s humusom 91

Nacho punjeni šampinjoni 93

Oblozi od zelene salate s humusom i avokadom 95

Pečene prokulice 97

Poblano slatki krumpir poppers 99

Pečeni čips od tikvica 101

autentični libanonski umak 103

Veganske ćufte od zobenih pahuljica 105

Brodići od paprike s umakom od manga 107

Začinjeni cvjetići brokule od ružmarina 109

Hrskavi pečeni čips od cikle 111

Klasična juha od leće s blitvom 114

Začinjena zimska Farro juha 116

Duga salata od slanutka 118

Salata od leće na mediteranski način 120

Salata od pečenih šparoga i avokada 122

Krem salata od zelenog graha s pinjolima 124

Cannellini juha od graha s keljom 126

. Kremasta krema od gljiva 127

Autentična talijanska salata Panzanella 130

Salata od kvinoje i crnog graha 132

Bogata bulgur salata sa začinskim biljem 134

Klasična salata od pečene paprike 138

Puna zimska juha od kvinoje 140

salata od zelene leće 142

. Juha od tikve od žira, slanutka i kus-kusa 144

. Juha od kupusa s Crostini od češnjaka 146

Krem juha od zelenog graha 149

Tradicionalna francuska juha od luka 151

. juha od pečene mrkve 153

Talijanska salata od tjestenine Penne 155

Indijska Chana Chaat salata 157

Tajlandska salata s rezancima i tempehom 159

Klasična krema od brokule 162

Marokanska salata od leće i grožđica 164

Salata od šparoga i slanutka 167

Staromodna salata od zelenog graha 170

Zimska juha od graha 172

Talijanska cremini juha od gljiva 174

Krema od krumpira sa začinskim biljem 177

Salata od kvinoje i avokada 179

Tabule salata sa tofuom 181

Vrtna salata od tjestenine 183

Tradicionalni ukrajinski boršč 186

Beluga salata od leće 189

Naan salata na indijski način 191

Salata od pečene paprike na grčki način 193

Juha od graha i krumpira 196

Salata od zimske kvinoje s kiselim krastavcima 198

Juha od pečenih šumskih gljiva 201

Juha od zelenog graha na mediteranski način 204

Krema od mrkve 207

Nonna talijanska pizza salata 210

Zlatna kremasta juha od povrća 212

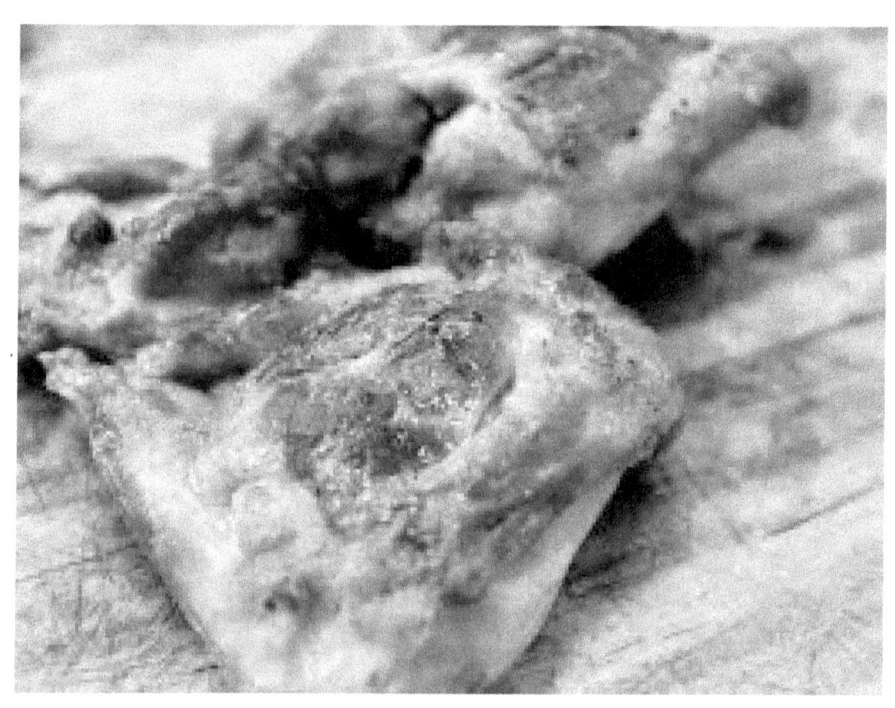

Uvod

Donedavno je sve više i više ljudi počelo prihvaćati biljnu prehranu. Diskutabilno je što je točno privuklo desetke milijuna ljudi ovom načinu života. Međutim, sve je više dokaza da vođenje prvenstveno biljnog načina života dovodi do bolje kontrole težine i općeg zdravlja, bez mnogih kroničnih bolesti. Koje su zdravstvene dobrobiti biljne prehrane? Ispostavilo se da je biljna prehrana jedna od najzdravijih prehrana na svijetu. Zdrava veganska prehrana uključuje obilje svježih namirnica, cjelovitih žitarica, mahunarki i zdravih masnoća poput sjemenki i orašastih plodova. Obiluju antioksidansima, mineralima, vitaminima i dijetalnim vlaknima. Trenutna znanstvena istraživanja pokazuju da je veća konzumacija hrane biljnog podrijetla povezana s nižim rizikom od smrtnosti od stanja kao što su kardiovaskularne bolesti, dijabetes tipa 2, visoki krvni tlak i pretilost. Veganski planovi prehrane često se temelje na zdravim namirnicama, izbjegavajući životinjske proizvode krcate antibioticima, aditivima i hormonima. Nadalje, konzumacija većeg omjera esencijalnih aminokiselina u odnosu na životinjske bjelančevine može biti štetna za ljudsko zdravlje. S obzirom na to da proizvodi životinjskog podrijetla sadrže puno više masnoće od namirnica biljnog podrijetla, ne čudi što su studije pokazale da mesojedi imaju devet puta veću stopu pretilosti od vegana. Ovo nas dovodi do sljedeće točke, jedna od najvećih prednosti veganske prehrane: gubitak težine. Dok mnogi ljudi odlučuju živjeti veganski život iz etičkih razloga, sama dijeta vam može pomoći da postignete svoje ciljeve mršavljenja. Ako se borite da smršavite, razmislite o biljnoj prehrani. Kako točno? Kao vegan, smanjit ćete visokokalorične namirnice poput punomasnih mliječnih proizvoda, masne ribe, svinjetine i druge hrane koja sadrži kolesterol poput jaja. Pokušajte ove namirnice zamijeniti alternativama bogatim vlaknima i proteinima koje će vas dulje držati sitima. Ključno je usredotočiti se na čistu, prirodnu hranu bogatu hranjivim tvarima i izbjegavati prazne kalorije poput šećera, zasićene masti i visoko prerađenu hranu. Evo nekoliko trikova koji su mi pomogli da godinama održavam težinu na veganskoj prehrani. Povrće jedem kao glavno jelo; Konzumiram dobre masti u umjerenim količinama - dobra mast poput maslinovog ulja ne deblja-; Redovito vježbam i kuham kod kuće. Uživaj!

energetske kuglice od mrkve

(Spremno za oko 10 minuta + vrijeme za hlađenje | Za 8 obroka)

Po porciji: Kalorije: 495; Masti: 21,1g; Ugljikohidrati: 58,4g; Bjelančevine: 22,1g

Sastojci

1 veća mrkva, naribana mrkva

1 ½ šalice starinske zobi

1 šalica grožđica

1 šalica datulja bez koštica

1 šalica kokosovih pahuljica

1/4 žličice mljevenog klinčića

1/2 žličice mljevenog cimeta

Adrese

U procesoru hrane izmiksajte sve sastojke dok ne postanu glatki i ljepljivi.

Od tijesta oblikujte jednake kuglice.

Stavite u hladnjak do posluživanja. Uživati!

Hrskavi zalogaji slatkog krumpira

(Spremno za oko 25 minuta + vrijeme za hlađenje | Za 4 osobe)

Po porciji: Kalorije: 215; Masti: 4,5g; Ugljikohidrati: 35g; Bjelančevine: 8,7g

Sastojci

4 slatka krumpira, oguljena i naribana

2 chia jaja

1/4 šalice prehrambenog kvasca

2 žlice tahinija

2 žlice brašna od slanutka

1 žličica ljutike u prahu

1 žličica češnjaka u prahu

1 žličica paprike

Morska sol i mljeveni crni papar, po ukusu

Adrese

Započnite zagrijavanjem pećnice na 395 stupnjeva F. Lim za pečenje obložite papirom za pečenje ili Silpat podlogom.

Sve sastojke dobro sjedinite dok se sve dobro ne sjedini.

Razvaljajte tijesto u jednake kuglice i stavite ih u hladnjak na oko 1 sat.

Pecite ove kuglice otprilike 25 minuta, okrećući ih na pola vremena pečenja. Uživati!

Pečene glazirane mlade mrkve

(Spremno za oko 30 minuta | Za 6 osoba)

Po porciji: Kalorije: 165; Masti: 10,1g; Ugljikohidrati: 16,5g; Bjelančevine: 1,4g

Sastojci

2 kilograma mlade mrkve

1/4 šalice maslinovog ulja

1/4 šalice jabučnog octa

1/2 žličice pahuljica crvene paprike

Morska sol i svježe mljeveni crni papar, po ukusu

1 žlica agavinog sirupa

2 žlice soja umaka

1 žlica svježeg cilantra, nasjeckanog

Adrese

Počnite tako da prethodno zagrijete pećnicu na 395 stupnjeva F.

Zatim pomiješajte mrkvu s maslinovim uljem, octom, crvenom paprikom, soli, crnim paprom, agavinim sirupom i sojinim umakom.

Pecite mrkvu na grilu oko 30 minuta okrećući tavu jednom ili dva puta. Ukrasite svježim cilantrom i poslužite. Uživati!

Pečeni čips od kelja

(Spremno za oko 20 minuta | Za 8 osoba)

Po porciji: Kalorije: 65; Masti: 3,9g; Ugljikohidrati: 5,3g; Bjelančevine: 2,4g

Sastojci

2 vezice kelja, odvojene listove

2 žlice maslinovog ulja

1/2 žličice sjemena gorušice

1/2 žličice sjemenki celera

1/2 žličice sušenog origana

1/4 žličice mljevenog kima

1 žličica češnjaka u prahu

Krupna morska sol i mljeveni crni papar po ukusu

Adrese

Započnite zagrijavanjem pećnice na 340 stupnjeva F. Lim za pečenje obložite papirom za pečenje ili Silpat marom.

Pomiješajte listove kelja s preostalim sastojcima dok se dobro ne prekriju.

Pecite u zagrijanoj pećnici oko 13 minuta, jednom ili dvaput okrećite posudu. Uživati!

Umak od indijskih oraha od sira

(Spremno za oko 10 minuta | Za 8 obroka)

Po porciji: Kalorije: 115; Masti: 8,6g; Ugljikohidrati: 6,6g; Bjelančevine: 4,4g

Sastojci

1 šalica sirovih indijskih oraščića

1 svježe iscijeđen limun

2 žlice tahinija

2 žlice prehrambenog kvasca

1/2 žličice kurkume u prahu

1/2 žličice mljevene crvene paprike

Morska sol i mljeveni crni papar, po ukusu

Adrese

Stavite sve sastojke u zdjelu vašeg multipraktika. Miješajte dok ne postane glatko, kremasto i glatko. Po potrebi možete dodati malo vode da ga razrijedite.

Ulijte svoj umak u zdjelu za posluživanje; poslužite ih sa štapićima od povrća, čipsom ili krekerima.

Uživati!

Umak od humusa od papra

(Spremno za oko 10 minuta | Za 10 porcija)

Po porciji: Kalorije: 155; Masti: 7,9g; Ugljikohidrati: 17,4g; Bjelančevine: 5,9g

Sastojci

20 unci konzerviranog ili kuhanog slanutka, ocijeđenog

1/4 šalice tahinija

2 mljevena češnja češnjaka

2 žlice svježe iscijeđenog soka od limuna

1/2 šalice tekućine od slanutka

2 pečene crvene paprike, očišćene od sjemenki i narezane na ploške

1/2 žličice paprike

1 žličica sušenog bosiljka

Morska sol i mljeveni crni papar, po ukusu

2 žlice maslinovog ulja

Adrese

Pomiješajte sve sastojke, osim ulja, u blenderu ili procesoru hrane dok ne postignete željenu gustoću.

Stavite u hladnjak do posluživanja.

Po želji poslužite s prepečenim pita kriškama ili čipsom. Uživati!

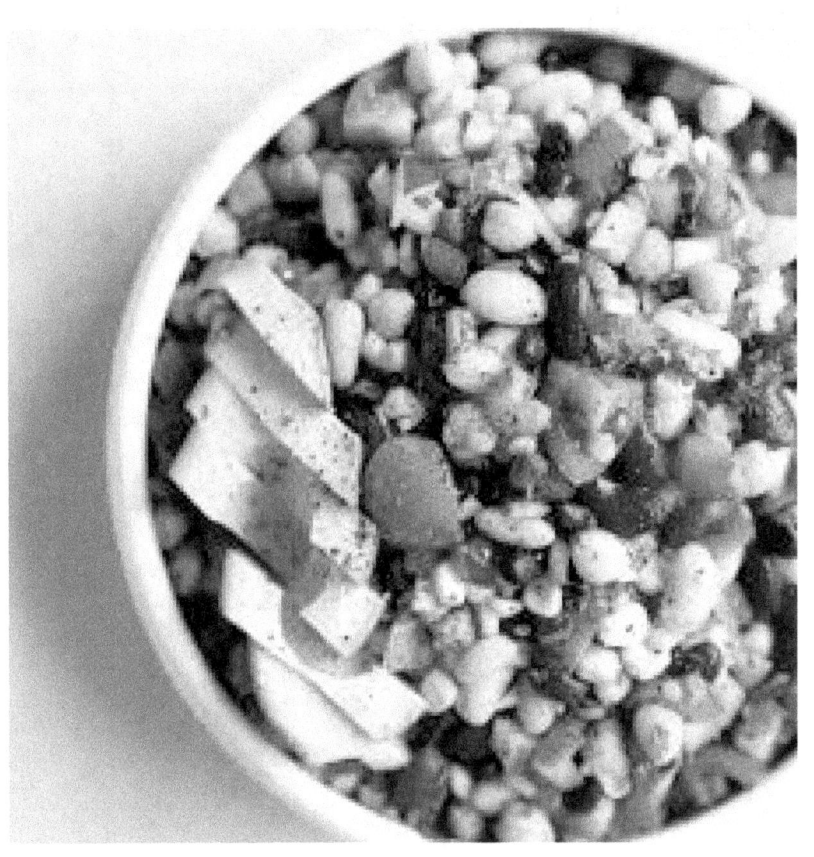

tradicionalni libanonski mutabal

(Spremno za oko 10 minuta | Za 6 obroka)

Po porciji: Kalorije: 115; Masti: 7,8g; Ugljikohidrati: 9,8g; Bjelančevine: 2,9g

Sastojci

1 funta patlidžana

1 kosani luk

1 žlica paste od češnjaka

4 žlice tahinija

1 žlica kokosovog ulja

2 žlice soka od limuna

1/2 žličice mljevenog korijandera

1/4 šalice mljevenih klinčića

1 žličica pahuljica crvene paprike

1 žličica dimljene paprike

Morska sol i mljeveni crni papar, po ukusu

Adrese

Patlidžan pecite na roštilju dok kora ne pocrni; Ogulite patlidžan i stavite ga u zdjelu multipraktika.

Dodajte preostale sastojke. Miješajte dok se sve dobro ne sjedini.

Po želji poslužite s crostinima ili pita kruhom. Uživati!

Pečeni slanutak na indijski način

(Spremno za oko 10 minuta | Za 8 obroka)

Po porciji: Kalorije: 223; Masti: 6,4g; Ugljikohidrati: 32,2g; Bjelančevine: 10,4g

Sastojci

2 šalice konzerviranog slanutka, ocijeđenog

2 žlice maslinovog ulja

1/2 žličice češnjaka u prahu

1/2 žličice paprike

1 žličica curry praha

1 žličica garam masale

Morska sol i crvena paprika, po ukusu

Adrese

Osušite slanutak papirnatim ručnicima. Slanutak pokapajte maslinovim uljem.

Pecite slanutak u prethodno zagrijanoj pećnici na 400 stupnjeva F oko 25 minuta, promiješajte jednom ili dva puta.

Pomiješajte slanutak sa začinima i uživajte!

Avokado s tahini umakom

(Spremno za oko 10 minuta | Za 4 osobe)

Po porciji: Kalorije: 304; Masti: 25,7g; Ugljikohidrati: 17,6g; Proteini: 6g

Sastojci

2 velika avokada, otkoštena i prerezana na pola

4 žlice tahinija

4 žlice soja umaka

1 žlica soka od limuna

1/2 žličice pahuljica crvene paprike

Morska sol i mljeveni crni papar, po ukusu

1 žličica češnjaka u prahu

Adrese

Polovice avokada složite na tanjur za posluživanje.

Pomiješajte tahini, sojin umak, limunov sok, crvenu papriku, sol, crni papar i češnjak u prahu u maloj posudi. Podijelite umak na polovice avokada.

Uživati!

Tater Tots od slatkog krumpira

(Spremno za oko 25 minuta + vrijeme za hlađenje | Za 4 osobe)

Po porciji: Kalorije: 232; Masti: 7,1g; Ugljikohidrati: 37g; Bjelančevine: 8,4g

Sastojci

1 ½ funte slatkog krumpira, naribanog

2 chia jaja

1/2 šalice običnog brašna

1/2 šalice krušnih mrvica

3 žlice humusa

Morska sol i crni papar, po ukusu.

1 žlica maslinovog ulja

1/2 šalice salsa umaka

Adrese

Započnite zagrijavanjem pećnice na 395 stupnjeva F. Lim za pečenje obložite papirom za pečenje ili Silpat podlogom.

Dobro izmiješajte sve sastojke, osim umaka, dok se sve dobro ne sjedini.

Razvaljajte tijesto u jednake kuglice i stavite ih u hladnjak na oko 1 sat.

Pecite ove kuglice otprilike 25 minuta, okrećući ih na pola vremena pečenja. Uživati!

Umak od pečene paprike i rajčice

(Spremno za oko 35 minuta | Za 10 porcija)

Po porciji: Kalorije: 90; Masti: 5,7g; Ugljikohidrati: 8,5g; Bjelančevine: 1,9g

Sastojci

4 crvene paprike babure

4 rajčice

4 žlice maslinovog ulja

1 glavica crvenog luka nasjeckana

4 češnja češnjaka

4 unce konzerviranog slanutka, ocijeđenog

Morska sol i mljeveni crni papar, po ukusu

Adrese

Počnite tako da prethodno zagrijete pećnicu na 400 stupnjeva F.

Paprike i rajčice stavite u pleh obložen papirom za pečenje. Pecite oko 30 minuta; ogulite paprike i prebacite ih u multipraktik zajedno s pečenim rajčicama.

U međuvremenu zagrijte 2 žlice maslinovog ulja u tavi na srednje jakoj vatri. Pirjajte luk i češnjak oko 5 minuta ili dok ne omekšaju.

Dodajte prženo povrće u procesor hrane. Dodajte slanutak, sol, papar i preostalo maslinovo ulje; procesuirajte dok ne postane kremasto i glatko.

Uživati!

klasični party mix

(Spremno za oko 1 sat i 5 minuta | Za 15 porcija)

Po porciji: Kalorije: 290; Masti: 12,2g; Ugljikohidrati: 39g; Bjelančevine: 7,5g

Sastojci

5 šalica veganskih kukuruznih pahuljica

3 šalice veganskih mini pereca

1 šalica prženih badema

1/2 šalice tostiranih pepita

1 žlica prehrambenog kvasca

1 žlica balzamičnog octa

1 žlica soja umaka

1 žličica češnjaka u prahu

1/3 šalice veganskog maslaca

Adrese

Započnite zagrijavanjem pećnice na 250 stupnjeva F. Obložite veliki lim za pečenje papirom za pečenje ili silpat podlogom.

Pomiješajte žitarice, perece, bademe i pepitas u zdjeli za posluživanje.

U manjem loncu na umjerenoj vatri otopite preostale sastojke. Prelijte umak preko smjese žitarica i orašastih plodova.

Pecite oko 1 sat, miješajući svakih 15 minuta, dok ne porumene i ne zamirišu. Prebacite na rešetku da se potpuno ohladi. Uživati!

Crostini od češnjaka i maslinovog ulja

(Spremno za oko 10 minuta | Za 4 osobe)

Po porciji: Kalorije: 289; Masti: 8,2g; Ugljikohidrati: 44,9g; Bjelančevine: 9,5g

Sastojci

1 baguette od cjelovitog zrna pšenice, narezan na kriške

4 žlice ekstra djevičanskog maslinovog ulja

1/2 žličice morske soli

3 režnja češnjaka, prerezana na pola

Adrese

Zagrijte svoj roštilj.

Svaku šnitu kruha premažite maslinovim uljem i pospite morskom soli. Stavite pod prethodno zagrijani brojler oko 2 minute ili dok se lagano ne ispeče.

Svaku šnitu kruha natrljajte češnjakom i poslužite. Uživati!

Klasične veganske mesne okruglice

(Spremno za oko 15 minuta | Za 4 osobe)

Po porciji: Kalorije: 159; Masti: 9,2g; Ugljikohidrati: 16,3g; Bjelančevine: 2,9g

Sastojci

1 šalica smeđe riže, kuhane i ohlađene

1 šalica konzerviranog ili kuhanog graha, ocijeđenog

1 žličica nasjeckanog svježeg češnjaka

1 manja glavica luka nasjeckana

Morska sol i mljeveni crni papar, po ukusu

1/2 žličice kajenskog papra

1/2 žličice dimljene paprike

1/2 žličice sjemenki korijandera

1/2 žličice sjemenki gorušice korijandera

2 žlice maslinovog ulja

Adrese

U zdjeli dobro pomiješajte sve sastojke osim maslinovog ulja. Izmiješajte da se dobro sjedini, pa nauljenim rukama oblikujte smjesu u jednake kuglice.

Zatim zagrijte maslinovo ulje u neprianjajućoj tavi na srednje jakoj vatri. Kad se zagriju, pržite mesne okruglice oko 10 minuta dok ne porumene sa svih strana.

Poslužite sa štapićima za koktele i uživajte!

Balsamico pečeni pastrnjak

(Spremno za oko 30 minuta | Za 6 osoba)

Po porciji: Kalorije: 174; Masti: 9,3g; Ugljikohidrati: 22,2g; Bjelančevine: 1,4g

Sastojci

1 ½ funte pastrnjaka, narezanog na štapiće

1/4 šalice maslinovog ulja

1/4 šalice balzamičnog octa

1 žličica Dijon senfa

1 žličica sjemenki komorača

Morska sol i mljeveni crni papar, po ukusu

1 žličica mješavine mediteranskih začina

Adrese

Pomiješajte sve sastojke u zdjeli za miješanje dok se pastrnjak dobro ne prekrije.

Pecite pastrnjak u prethodno zagrijanoj pećnici na 400 stupnjeva F oko 30 minuta, miješajući na pola vremena pečenja.

Poslužite na sobnoj temperaturi i uživajte!

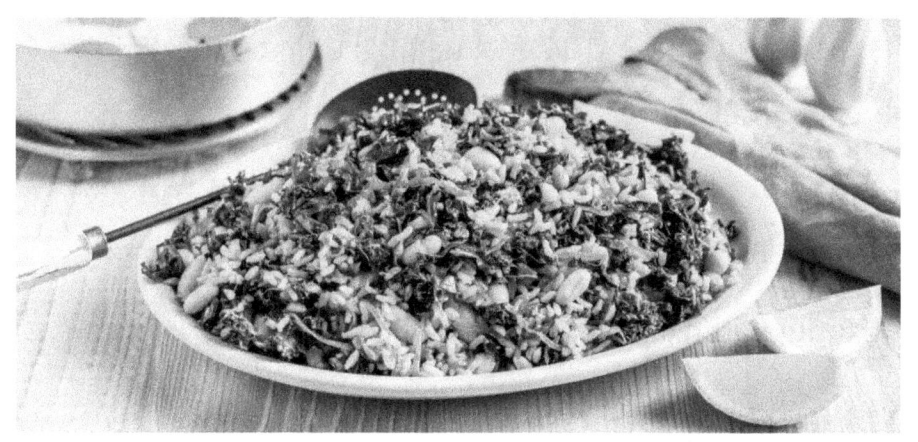

tradicionalni baba ganoush

(Spremno za oko 25 minuta | Za 8 osoba)

Po porciji: Kalorije: 104; Masti: 8,2g; Ugljikohidrati: 5,3g; Bjelančevine: 1,6g

Sastojci

1 funta patlidžana, narezanog na ploške

1 žličica krupne morske soli

3 žlice maslinovog ulja

3 žlice svježeg soka od limuna

2 mljevena češnja češnjaka

3 žlice tahinija

1/4 žličice mljevenog klinčića

1/2 žličice mljevenog kima

2 žlice nasjeckanog svježeg peršina

Adrese

Utrljajte morsku sol po svim kriškama patlidžana. Zatim ih stavite u cjedilo i ostavite da odmaraju oko 15 minuta; ocijedite, isperite i osušite kuhinjskim ručnicima.

Patlidžan pecite na roštilju dok kora ne pocrni; Ogulite patlidžan i stavite ga u zdjelu multipraktika.

Dodajte maslinovo ulje, sok limete, češnjak, tahini, klinčiće i kumin. Miješajte dok se sve dobro ne sjedini.

Ukrasite listićima svježeg peršina i uživajte!

Zalogaji maslaca od kikirikija

(Spremno za oko 5 minuta | Za 2 porcije)

Po porciji: Kalorije: 143; Masti: 3,9g; Ugljikohidrati: 26,3g; Bjelančevine: 2,6g

Sastojci

8 svježih datulja očišćenih od koštica i prepolovljenih

8 žličica maslaca od kikirikija

1/4 žličice mljevenog cimeta

Adrese

Podijelite maslac od kikirikija na polovice datulja.

Pospite cimetom i odmah poslužite. Uživati!

Umak od pečene cvjetače

(Spremno za oko 30 minuta | Za 7 porcija)

Po porciji: Kalorije: 142; Masti: 12,5g; Ugljikohidrati: 6,3g; Bjelančevine: 2,9g

Sastojci

1 funta cvjetova cvjetače

1/4 šalice maslinovog ulja

4 žlice tahinija

1/2 žličice paprike

Morska sol i mljeveni crni papar, po ukusu

2 žlice svježeg soka od limete

2 mljevena češnja češnjaka

Adrese

Počnite tako što ćete prethodno zagrijati pećnicu na 420 stupnjeva F. Prelijte cvjetove cvjetače maslinovim uljem i stavite na lim za pečenje obložen papirom za pečenje.

Pecite oko 25 minuta ili dok ne omekša.

Zatim cvjetaču izgnječite zajedno s ostalim sastojcima, po potrebi dolijevajući tekućinu od kuhanja.

Po želji pokapajte s još malo maslinovog ulja. Uživati!

Jednostavne rolade od tikvica

(Spremno za oko 10 minuta | Za 5 osoba)

Po porciji: Kalorije: 99; Masti: 4,4g; Ugljikohidrati: 12,1g; Bjelančevine: 3,1g

Sastojci

1 šalica humusa, po mogućnosti domaćeg

1 srednja rajčica nasjeckana

1 žličica senfa

1/4 žličice origana

1/2 žličice kajenskog papra

Morska sol i mljeveni crni papar, po ukusu

1 veća tikvica, narezana na trakice

2 žlice nasjeckanog svježeg bosiljka

2 žlice nasjeckanog svježeg peršina

Adrese

U zdjeli dobro pomiješajte humus, rajčicu, senf, origano, kajenski papar, sol i crni papar.

Nadjev rasporedite po trakicama tikvica i ravnomjerno rasporedite. Zarolajte tikvice i ukrasite svježim bosiljkom i peršinom.

Uživati!

Chipotle pomfrit

(Spremno za oko 45 minuta | Za 4 osobe)

Po porciji: Kalorije: 186; Masti: 7,1g; Ugljikohidrati: 29,6g; Bjelančevine: 2,5g

Sastojci

4 srednja slatka krumpira, oguljena i narezana na štapiće

2 žlice ulja od kikirikija

Morska sol i mljeveni crni papar, po ukusu

1 žličica chipotle čilija u prahu

1/4 žličice mljevene pimente

1 žličica smeđeg šećera

1 žličica sušenog ružmarina

Adrese

Pomfrit od batata pomiješajte s preostalim sastojcima.

Pecite krumpiriće na 375 stupnjeva F oko 45 minuta ili dok ne porumene; krumpiriće svakako promiješajte jednom ili dvaput.

Po želji poslužite s omiljenim umakom za umakanje. Uživati!

Cannellini umak od graha

(Spremno za oko 10 minuta | Za 6 obroka)

Po porciji: Kalorije: 123; Masti: 4,5g; Ugljikohidrati: 15,6g; Bjelančevine: 5,6g

Sastojci

10 unci konzerviranih cannellini graha, ocijeđenih

1 mljeveni češanj češnjaka

2 pečene paprike narezane na ploške

Svježe mljeveni morski crni papar, po ukusu

1/2 žličice mljevenog kima

1/2 žličice sjemena gorušice

1/2 žličice mljevenog lista lovora

3 žlice tahinija

2 žlice svježeg talijanskog peršina, nasjeckanog

Adrese

Stavite sve sastojke, osim peršina, u zdjelu blendera ili procesora hrane. Miješajte dok se dobro ne izmiješa.

Prebacite umak u zdjelu za posluživanje i ukrasite svježim peršinom.

Po želji poslužite s kriškama pita, tortilja čipsom ili štapićima od povrća. Uživati!

Pečena cvjetača sa začinima

(Spremno za oko 25 minuta | Za 6 osoba)

Po porciji: Kalorije: 115; Masti: 9,3g; Ugljikohidrati: 6,9g; Bjelančevine: 5,6g

Sastojci

1 ½ funte cvjetova cvjetače

1/4 šalice maslinovog ulja

4 žlice jabučnog octa

2 režnja češnjaka, protisnuta

1 žličica sušenog bosiljka

1 žličica sušenog origana

Morska sol i mljeveni crni papar, po ukusu

Adrese

Počnite tako da prethodno zagrijete pećnicu na 420 stupnjeva F.

Cvjetiće cvjetače pomiješajte s preostalim sastojcima.

Stavite cvjetiće cvjetače na lim obložen papirom za pečenje. Cvjetiće cvjetače pecite u prethodno zagrijanoj pećnici oko 25 minuta ili dok lagano ne pougljenje.

Uživati!

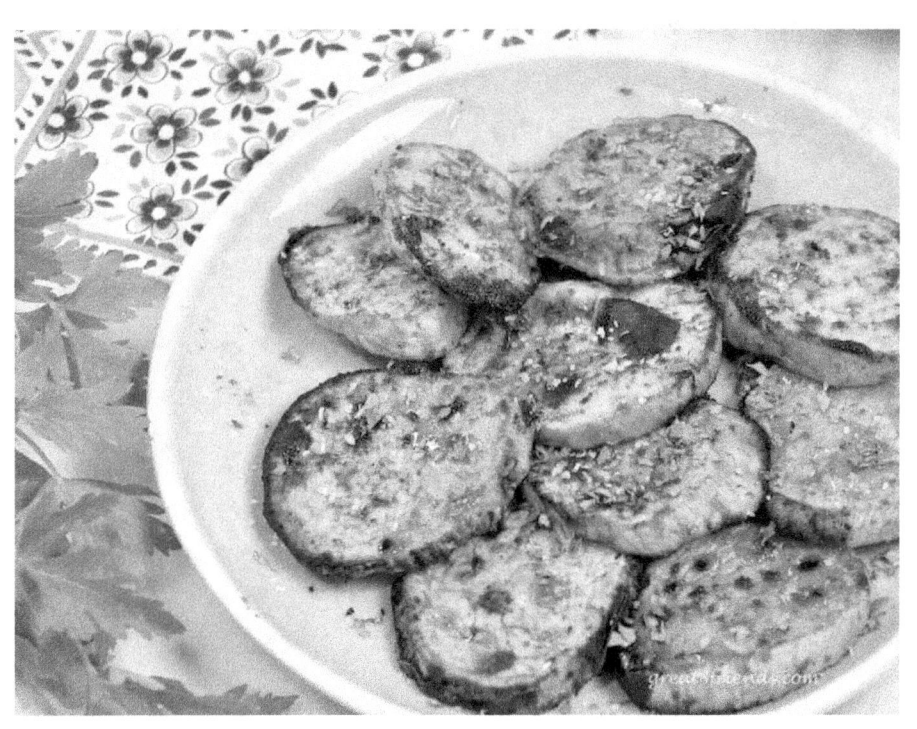

lagani libanonski tum

(Spremno za oko 10 minuta | Za 6 obroka)

Po porciji: Kalorije: 252; Masti: 27g; Ugljikohidrati: 3,1g; Bjelančevine: 0,4g

Sastojci

2 glavice češnjaka

1 žličica krupne morske soli

1 ½ šalice maslinovog ulja

1 svježe iscijeđen limun

2 šalice mrkve, narezane na šibice

Adrese

Pasirajte režnjeve češnjaka i sol u procesoru hrane ili blenderu velike brzine dok ne postanu kremasti i glatki, stružući niz stijenke zdjele.

Postupno i polako dodajte maslinovo ulje i limunov sok, naizmjence između ova dva sastojka kako biste stvorili pahuljasti umak.

Miješajte dok se umak ne zgusne. Poslužite sa štapićima mrkve i uživajte!

Avokado sa začinjenim preljevom od đumbira

(Spremno za oko 10 minuta | Za 4 osobe)

Po porciji: Kalorije: 295; Masti: 28,2g; Ugljikohidrati: 11,3g; Bjelančevine: 2,3g

Sastojci

2 avokada, otkoštena i prerezana na pola

1 češanj češnjaka, protisnut

1 žličica svježeg đumbira, oguljenog i mljevenog

2 žlice balzamičnog octa

4 žlice ekstra djevičanskog maslinovog ulja

Košer sol i mljeveni crni papar, po ukusu

Adrese

Polovice avokada složite na tanjur za posluživanje.

Pomiješajte češnjak, đumbir, ocat, maslinovo ulje, sol i crni papar u maloj posudi. Podijelite umak na polovice avokada.

Uživati!

Mješavina za grickalice od slanutka

(Spremno za oko 30 minuta | Za 8 osoba)

Po porciji: Kalorije: 109; Masti: 7,9g; Ugljikohidrati: 7,4g; Bjelančevine: 3,4g

Sastojci

1 šalica pečenog slanutka, ocijeđenog

2 žlice otopljenog kokosovog ulja

1/4 šalice sirovih sjemenki bundeve

1/4 šalice sirovih polovica oraha

1/3 šalice suhih višanja

Adrese

Osušite slanutak papirnatim ručnicima. Prelijte slanutak kokosovim uljem.

Pecite slanutak u prethodno zagrijanoj pećnici na 380 stupnjeva F oko 20 minuta, promiješajte jednom ili dva puta.

Pomiješajte slanutak sa sjemenkama bundeve i polovicama oraha. Nastavite peći dok orasi ne zamirišu, oko 8 minuta; neka se potpuno ohladi.

Dodajte sušene višnje i promiješajte da se sjedini. Uživati!

Muhammara umak s dodatkom

(Spremno za oko 35 minuta | Za 9 porcija)

Po porciji: Kalorije: 149; Masti: 11,5g; Ugljikohidrati: 8,9g; Bjelančevine: 2,4g

Sastojci

3 crvene paprike babure

5 žlica maslinovog ulja

2 mljevena češnja češnjaka

1 nasjeckana rajčica

3/4 šalice krušnih mrvica

2 žlice melase

1 žličica mljevenog kima

1/4 tostiranih sjemenki suncokreta

1 Maras paprika nasjeckana

2 žlice tahinija

Morska sol i crvena paprika, po ukusu

Adrese

Počnite tako da prethodno zagrijete pećnicu na 400 stupnjeva F.

Paprike stavite na pleh obložen papirom za pečenje. Pecite oko 30 minuta; ogulite paprike i prebacite u procesor hrane.

U međuvremenu zagrijte 2 žlice maslinovog ulja u tavi na srednje jakoj vatri. Pirjajte češnjak i rajčice oko 5 minuta ili dok ne omekšaju.

Dodajte prženo povrće u procesor hrane. Dodajte preostale sastojke i miješajte dok ne postane kremasto i glatko.

Uživati!

Krostini od špinata, slanutka i češnjaka

(Spremno za oko 10 minuta | Za 6 obroka)

Po porciji: Kalorije: 242; Masti: 6,1g; Ugljikohidrati: 38,5g; Bjelančevine: 8,9g

Sastojci

1 baguette, narezan

4 žlice ekstra djevičanskog maslinovog ulja

Morska sol i crvena paprika, začiniti

3 češnja češnjaka, mljevena

1 šalica kuhanog slanutka, ocijeđenog

2 šalice špinata

1 žlica svježeg soka od limuna

Adrese

Zagrijte svoj roštilj.

Kriške kruha premažite s 2 žlice maslinova ulja i pospite morskom soli i crvenom paprikom. Stavite pod prethodno zagrijani brojler oko 2 minute ili dok se lagano ne ispeče.

U zdjeli dobro pomiješajte češnjak, slanutak, špinat, limunov sok i preostale 2 žlice maslinovog ulja.

Svaki tost prelijte smjesom od slanutka. Uživati!

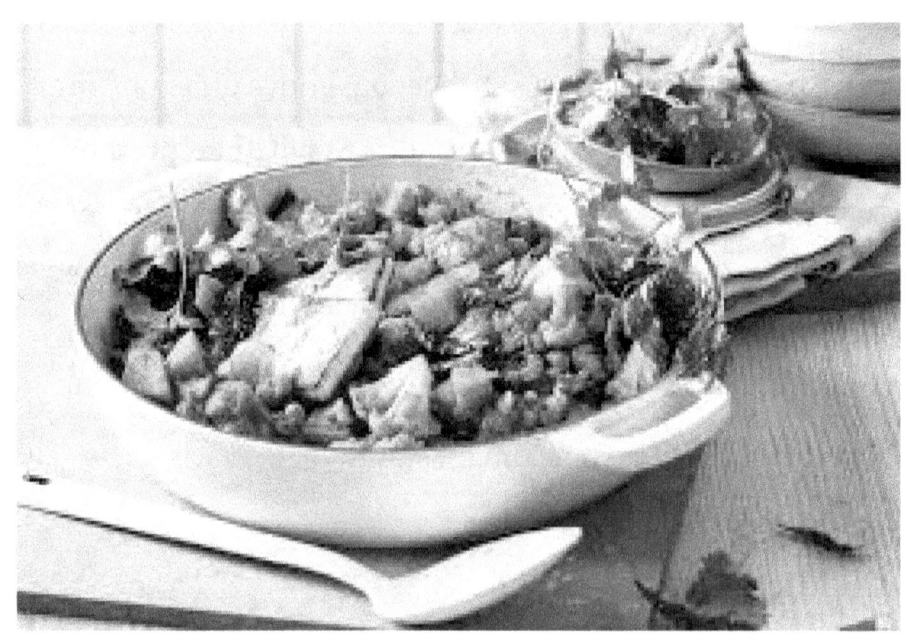

"Ćufte" od gljiva i kanelina

(Spremno za oko 15 minuta | Za 4 osobe)

Po porciji: Kalorije: 195; Masti: 14,1g; Ugljikohidrati: 13,2g; Bjelančevine: 3,9g

Sastojci

4 žlice maslinovog ulja

1 šalica nasjeckanih gljiva

1 ljutika nasjeckana

2 zgnječena češnja češnjaka

1 šalica cannellini graha konzerviranih ili kuhanih, ocijeđenih

1 šalica kuhane kvinoje

Morska sol i mljeveni crni papar, po ukusu

1 žličica dimljene paprike

1/2 žličice pahuljica crvene paprike

1 žličica sjemena gorušice

1/2 žličice sušenog kopra

Adrese

Zagrijte 2 žlice maslinovog ulja u tavi koja se ne lijepi. Kad se zagriju, kuhajte gljive i ljutiku 3 minute ili dok ne omekšaju.

Dodajte češnjak, grah, kvinoju i začine. Izmiješajte da se dobro sjedini, pa nauljenim rukama oblikujte smjesu u jednake kuglice.

Zatim zagrijte preostale 2 žlice maslinovog ulja u neprianjajućoj tavi na srednje jakoj vatri. Kad se zagriju, pržite mesne okruglice oko 10 minuta dok ne porumene sa svih strana.

Poslužite sa štapićima za koktele. Uživati!

Okruglice krastavaca s humusom

(Spremno za oko 10 minuta | Za 6 obroka)

Po porciji: Kalorije: 88; Masti: 3,6g; Ugljikohidrati: 11,3g; Bjelančevine: 2,6g

Sastojci

1 šalica humusa, po mogućnosti domaćeg

2 veće rajčice, narezane na kockice

1/2 žličice pahuljica crvene paprike

Morska sol i mljeveni crni papar, po ukusu

2 engleska krastavca, narezana na ploške

Adrese

Podijelite humus dip na kriške krastavca.

Nadjenite ih rajčicama; posipajte pahuljice crvene paprike, sol i crni papar po svakom krastavcu.

Poslužite vrlo hladno i uživajte!

Punjeni Jalapeño zalogaji

(Spremno za oko 15 minuta | Za 6 osoba)

Po porciji: Kalorije: 108; Masti: 6,6g; Ugljikohidrati: 7,3g; Bjelančevine: 5,3g

Sastojci

1/2 šalice sirovih sjemenki suncokreta, namočenih preko noći i ocijeđenih

4 žlice nasjeckanog vlasca

1 žličica mljevenog češnjaka

3 žlice prehrambenog kvasca

1/2 šalice vrhnja od luka

1/2 žličice kajenskog papra

1/2 žličice sjemena gorušice

12 jalapeñosa, prepolovljenih i očišćenih od sjemenki

1/2 šalice krušnih mrvica

Adrese

U procesoru hrane ili blenderu velike brzine pomiješajte sirove sjemenke suncokreta, mladi luk, češnjak, prehrambeni kvasac, juhu, kajenski papar i sjemenke gorušice dok se dobro ne sjedine.

Ulijte smjesu u jalapeños i pospite krušnim mrvicama.

Pecite u prethodno zagrijanoj pećnici na 400 stupnjeva F oko 13 minuta ili dok paprike ne omekšaju. Poslužite vruće.

Uživati!

Meksički kolutići luka

(Spremno za oko 35 minuta | Za 6 osoba)

Po porciji: Kalorije: 213; Masti: 10,6g; Ugljikohidrati: 26,2g; Bjelančevine: 4,3g

Sastojci

2 srednje glavice luka, izrezane na kolutiće

1/4 šalice višenamjenskog brašna

1/4 šalice speltinog brašna

1/3 šalice rižinog mlijeka, nezaslađenog

1/3 šalice piva

Morska sol i mljeveni crni papar, za začin

1/2 žličice kajenskog papra

1/2 žličice sjemena gorušice

1 šalica tortilja čipsa, zdrobljenog

1 žlica maslinovog ulja

Adrese

Počnite tako da prethodno zagrijete pećnicu na 420 stupnjeva F.

U plitkoj zdjeli pomiješajte brašno, mlijeko i pivo.

U drugoj plitkoj zdjeli pomiješajte začine sa zdrobljenim tortilja čipsom. Udubite kolutove luka u mješavinu brašna.

Zatim ih zarolajte preko mješavine začina, pritišćući da se dobro prekriju.

Kolutove luka složite u pleh obložen papirom za pečenje. Premažite maslinovim uljem i pecite oko 30 minuta. Uživati!

Pečeno korjenasto povrće

(Spremno za oko 35 minuta | Za 6 osoba)

Po porciji: Kalorije: 261; Masti: 18,2g; Ugljikohidrati: 23,3g; Bjelančevine: 2,3g

Sastojci

1/4 šalice maslinovog ulja

2 mrkve, oguljene i narezane na komade od 1 ½ inča

2 pastrnjaka, oguljena i narezana na komade od 1 ½ inča

1 stabljika celera, oguljena i narezana na komade od 1 ½ inča

1 funta slatkog krumpira, oguljena i izrezana na komade od 1 ½ inča

1/4 šalice maslinovog ulja

1 žličica sjemena gorušice

1/2 žličice bosiljka

1/2 žličice origana

1 žličica pahuljica crvene paprike

1 žličica suhe majčine dušice

Morska sol i mljeveni crni papar, po ukusu

Adrese

Pomiješajte povrće s ostalim sastojcima dok se dobro ne prekrije.

Pecite povrće u prethodno zagrijanoj pećnici na 400 stupnjeva F oko 35 minuta, miješajući na pola vremena pečenja.

Kušajte, prilagodite začine i poslužite vruće. Uživati!

Umak od humusa na indijski način

(Spremno za oko 10 minuta | Za 10 porcija)

Po porciji: Kalorije: 171; Masti: 10,4g; Ugljikohidrati: 15,3g; Bjelančevine: 5,4g

Sastojci

20 unci konzerviranog ili kuhanog slanutka, ocijeđenog

1 žličica narezanog češnjaka

1/4 šalice tahinija

1/4 šalice maslinovog ulja

1 svježe iscijeđena limeta

1/4 žličice kurkume

1/2 žličice kumina u prahu

1 žličica curry praha

1 žličica sjemenki korijandera

1/4 šalice tekućine od slanutka ili više po potrebi

2 žlice svježeg cilantra, nasjeckanog

Adrese

Pomiješajte slanutak, češnjak, tahini, maslinovo ulje, limetu, kurkumu, kumin, curry prah i sjemenke korijandera u blenderu ili procesoru hrane.

Miksajte do željene gustoće, postupno dodajući tekućinu od slanutka.

Stavite u hladnjak do posluživanja. Ukrasite svježim cilantrom.

Po želji poslužite uz naan kruh ili štapiće povrća. Uživati!

Umak od mrkve i pečenog graha

(Spremno za otprilike 55 minuta | Za 10 porcija)

Po porciji: Kalorije: 121; Masti: 8,3g; Ugljikohidrati: 11,2g; Bjelančevine: 2,8g

Sastojci

1 ½ funte mrkve, nasjeckane

2 žlice maslinovog ulja

4 žlice tahinija

8 unci konzerviranih cannellini graha, ocijeđenih

1 žličica mljevenog češnjaka

2 žlice soka od limuna

2 žlice soja umaka

Morska sol i mljeveni crni papar, po ukusu

1/2 žličice paprike

1/2 žličice sušenog kopra

1/4 šalice tostiranih pepita

Adrese

Započnite zagrijavanjem pećnice na 390 stupnjeva F. Lim za pečenje obložite papirom za pečenje.

Sada prelijte mrkvu maslinovim uljem i stavite je na pripremljeni lim za pečenje.

Pecite mrkvu oko 50 minuta ili dok ne omekša. Pečenu mrkvu prebacite u zdjelu procesora hrane.

Dodajte tahini, grah, češnjak, limunov sok, sojin umak, sol, crni papar, papriku i kopar. Procesirajte dok umak ne postane gladak i kremast.

Ukrasite tostiranim pepitama i poslužite ih s umacima po izboru. Uživati!

Brz i jednostavan sushi od tikvica

(Spremno za oko 10 minuta | Za 5 osoba)

Po porciji: Kalorije: 129; Masti: 6,3g; Ugljikohidrati: 15,9g; Bjelančevine: 2,5g

Sastojci

1 šalica kuhane riže

1 ribana mrkva

1 manja glavica luka naribana

1 avokado, nasjeckan

1 mljeveni češanj češnjaka

Morska sol i mljeveni crni papar, po ukusu

1 srednja tikvica, narezana na trakice

Wasabi umak, za posluživanje

Adrese

U zdjeli dobro pomiješajte rižu, mrkvu, luk, avokado, češnjak, sol i crni papar.

Nadjev rasporedite po trakicama tikvica i ravnomjerno rasporedite. Zarolajte tikvice i poslužite s Wasabi umakom.

Uživati!

Cherry rajčice s humusom

(Spremno za oko 10 minuta | Za 8 obroka)

Po porciji: Kalorije: 49; Masti: 2,5g; Ugljikohidrati: 4,7g; Bjelančevine: 1,3g

Sastojci

1/2 šalice humusa, po mogućnosti domaćeg

2 žlice veganske majoneze

1/4 šalice nasjeckanog vlasca

16 cherry rajčica, uklonite pulpu

2 žlice nasjeckanog svježeg cilantra

Adrese

U zdjeli dobro pomiješajte humus, majonezu i vlasac.

Podijelite smjesu humusa na rajčice. Ukrasite svježim cilantrom i poslužite.

Uživati!

Gljive pečene u pećnici

(Spremno za oko 20 minuta | Za 4 osobe)

Po porciji: Kalorije: 136; Masti: 10,5g; Ugljikohidrati: 7,6g; Bjelančevine: 5,6g

Sastojci

1 ½ funte gljiva, očišćenih

3 žlice maslinovog ulja

3 češnja češnjaka, mljevena

1 žličica sušenog origana

1 žličica sušenog bosiljka

1/2 žličice sušenog ružmarina

Košer sol i mljeveni crni papar, po ukusu

Adrese

Pomiješajte gljive s preostalim sastojcima.

Šampinjone posložite u pleh obložen papirom za pečenje.

Pecite gljive u prethodno zagrijanoj pećnici na 420 stupnjeva F oko 20 minuta ili dok ne omekšaju i ne zamirišu.

Šampinjone posložite na pladanj i poslužite sa štapićima za koktele. Uživati!

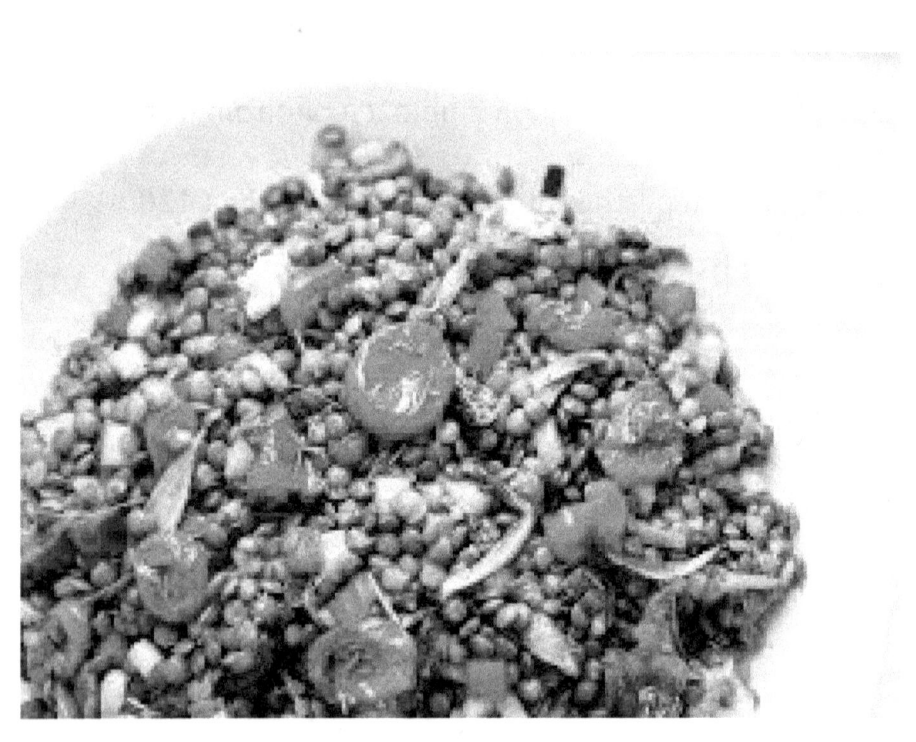

čips od kelja bez sira

(Spremno za oko 1 sat i 30 minuta | Za 6 osoba)

Po porciji: Kalorije: 121; Masti: 7,5g; Ugljikohidrati: 8,4g; Bjelančevine: 6,5g

Sastojci

1/2 šalice suncokretovih sjemenki, namočenih preko noći i ocijeđenih

1/2 šalice indijskih oraščića, namočenih preko noći i ocijeđenih

1/3 šalice prehrambenog kvasca

2 žlice soka od limuna

1 žličica luka u prahu

1 žličica češnjaka u prahu

1 žličica paprike

Morska sol i mljeveni crni papar, po ukusu

1/2 šalice vode

4 šalice kelja, narezanog na komadiće

Adrese

U procesoru hrane ili blenderu velike brzine pomiješajte sirove sjemenke suncokreta, indijske oraščiće, prehrambeni kvasac, limunov sok, luk u prahu, češnjak u prahu, papriku, sol, mljeveni crni papar i vodu dok se dobro ne sjedine.

Prelijte smjesu preko listova kelja i miješajte dok se dobro ne prekriju.

Pecite u prethodno zagrijanoj pećnici na 220 stupnjeva F oko 1 sat i 30 minuta ili dok ne postane hrskavo.

Uživati!

Brodovi od avokada s humusom

(Spremno za oko 10 minuta | Za 4 osobe)

Po porciji: Kalorije: 297; Masti: 21,2g; Ugljikohidrati: 23,9g; Proteini: 6g

Sastojci

1 žlica svježeg soka od limuna

2 zrela avokada, prepolovljena i bez koštice

8 unci humusa

1 mljeveni češanj češnjaka

1 srednja rajčica nasjeckana

Morska sol i mljeveni crni papar, po ukusu

1/2 žličice kurkume u prahu

1/2 žličice kajenskog papra

1 žlica tahinija

Adrese

Polovice avokada pokapajte svježim limunovim sokom.

Pomiješajte humus, češnjak, rajčicu, sol, crni papar, kurkumu u prahu, kajenski papar i tahini. Ulijte nadjev u avokado.

Poslužite odmah.

Nacho punjeni šampinjoni

(Spremno za oko 25 minuta | Za 5 osoba)

Po porciji: Kalorije: 210; Masti: 13,4g; Ugljikohidrati: 17,7g; Bjelančevine: 6,9g

Sastojci

1 šalica tortilja čipsa, zdrobljenog

1 šalica kuhanog ili konzerviranog crnog graha, ocijeđenog

4 žlice veganskog maslaca

2 žlice tahinija

4 žlice nasjeckanog vlasca

1 žličica mljevenog češnjaka

1 jalapeno nasjeckan

1 žličica meksičkog origana

1 žličica kajenskog papra

Morska sol i mljeveni crni papar, po ukusu

15 srednjih gljiva, čistih, bez peteljki

Adrese

Sve sastojke, osim gljiva, dobro sjediniti u zdjeli za miješanje.

Podijelite nacho smjesu među svojim gljivama.

Pecite u prethodno zagrijanoj pećnici na 350 stupnjeva F oko 20 minuta ili dok ne omekša i bude pečen. Uživati!

Oblozi od zelene salate s humusom i avokadom

(Spremno za oko 10 minuta | Za 6 obroka)

Po porciji: Kalorije: 115; Masti: 6,9g; Ugljikohidrati: 11,6g; Bjelančevine: 2,6g

Sastojci

1/2 šalice humusa

1 nasjeckana rajčica

1 ribana mrkva

1 srednji avokado, bez koštice i narezan na kockice

1 žličica bijelog octa

1 žličica soja umaka

1 žličica agavinog sirupa

1 žlica Sriracha umaka

1 žličica mljevenog češnjaka

1 žličica svježe naribanog đumbira

Košer sol i mljeveni crni papar, po ukusu

1 glavica puter salate odvojena na listiće

Adrese

Dobro sjediniti humus, rajčicu, mrkvu i avokado. Pomiješajte bijeli ocat, sojin umak, agavin sirup, Sriracha umak, češnjak, đumbir, sol i crni papar.

Nadjev rasporedite po listovima zelene salate, zarolajte i poslužite s umakom sa strane.

Uživati!

Pečene prokulice

(Spremno za oko 35 minuta | Za 6 osoba)

Po porciji: Kalorije: 151; Masti: 9,6g; Ugljikohidrati: 14,5g; Bjelančevine: 5,3g

Sastojci

2 kilograma prokulica

1/4 šalice maslinovog ulja

Krupna morska sol i mljeveni crni papar po ukusu

1 žličica pahuljica crvene paprike

1 žličica sušenog origana

1 žličica suhog peršina

1 žličica sjemena gorušice

Adrese

Pomiješajte prokulice s preostalim sastojcima dok se dobro ne prekriju.

Pecite povrće u prethodno zagrijanoj pećnici na 400 stupnjeva F oko 35 minuta, miješajući na pola vremena pečenja.

Kušajte, prilagodite začine i poslužite vruće. Uživati!

Poblano slatki krumpir poppers

(Spremno za oko 25 minuta | Za 7 porcija)

Po porciji: Kalorije: 145; Masti: 3,6g; Ugljikohidrati: 24,9g; Bjelančevine: 5,3g

Sastojci

1/2 funte cvjetače, orezane i narezane na kockice

1 funta slatkog krumpira, oguljenog i narezanog na kockice

1/2 šalice mlijeka od indijskih oraščića, nezaslađenog

1/4 šalice veganske majoneze

1/2 žličice curry praha

1/2 žličice kajenskog papra

1/4 žličice sušenog kopra

Crni papar iz mora i mljeveni, po ukusu

1/2 šalice svježih krušnih mrvica

14 svježih poblano čilija, prepolovljenih, bez sjemenki

Adrese

Cvjetaču i slatki krumpir kuhajte na pari oko 10 minuta ili dok ne omekšaju. Sada ih zgnječite s mlijekom od indijskih oraščića.

Dodajte vegansku majonezu, curry prah, kajenski papar, kopar, sol i crni papar.

Ulijte smjesu u paprike i pospite krušnim mrvicama.

Pecite u prethodno zagrijanoj pećnici na 400 stupnjeva F oko 13 minuta ili dok paprike ne omekšaju.

Uživati!

Pečeni čips od tikvica

(Spremno za oko 1 sat i 30 minuta | Za 7 porcija)

Po porciji: Kalorije: 48; Masti: 4,2g; Ugljikohidrati: 2g; Bjelančevine: 1,7g

Sastojci

1 funta tikvica, izrezana na ploške debljine 1/8 inča

2 žlice maslinovog ulja

1/2 žličice sušenog origana

1/2 žličice sušenog bosiljka

1/2 žličice pahuljica crvene paprike

Morska sol i mljeveni crni papar, po ukusu

Adrese

Tikvice pomiješajte s preostalim sastojcima.

Rasporedite kriške tikvica u jednom sloju na lim obložen papirom za pečenje.

Pecite na 235 stupnjeva F oko 90 minuta dok ne postane hrskavo i zlatno. Čips od tikvica će postati hrskav dok se hladi.

Uživati!

autentični libanonski umak

(Spremno za oko 10 minuta | Za 12 porcija)

Po porciji: Kalorije: 117; Masti: 6,6g; Ugljikohidrati: 12,2g; Bjelančevine: 4,3g

Sastojci

2 (15 unci) konzerve garbanzo graha/garbanzo graha

4 žlice soka od limuna

4 žlice tahinija

2 žlice maslinovog ulja

1 žličica paste od đumbira i češnjaka

1 čajna žličica libanonske mješavine 7 začina

Morska sol i mljeveni crni papar, po ukusu

1/3 šalice tekućine od slanutka

Adrese

Pomiješajte slanutak, limunov sok, tahini, maslinovo ulje, pastu od đumbira i češnjaka i začine u blenderu ili procesoru hrane.

Miksajte do željene gustoće, postupno dodajući tekućinu od slanutka.

Stavite u hladnjak do posluživanja. Po želji poslužite sa štapićima od povrća. Uživati!

Veganske ćufte od zobenih pahuljica

(Spremno za oko 15 minuta | Za 4 osobe)

Po porciji: Kalorije: 284; Masti: 10,5g; Ugljikohidrati: 38,2g; Bjelančevine: 10,4g

Sastojci

1 šalica zobenih pahuljica

1 šalica kuhanog ili konzerviranog slanutka

2 mljevena češnja češnjaka

1 žličica luka u prahu

1/2 žličice kumina u prahu

1 žličica suhih peršinovih listića

1 žličica sušenog mažurana

1 žlica chia sjemenki, namočenih u 2 žlice vode

Nekoliko kapljica tekućeg dima

Morska sol i svježe mljeveni crni papar, po ukusu

2 žlice maslinovog ulja

Adrese

Sastojke dobro sjediniti osim maslinovog ulja. Izmiješajte da se dobro sjedini, pa nauljenim rukama oblikujte smjesu u jednake kuglice.

Zatim zagrijte maslinovo ulje u neprianjajućoj tavi na srednje jakoj vatri. Kad se zagriju, pržite mesne okruglice oko 10 minuta dok ne porumene sa svih strana.

Mesne okruglice složite na tanjur za posluživanje i poslužite sa štapićima za koktele. Uživati!

Brodići od paprike s umakom od manga

(Spremno za oko 5 minuta | Za 4 osobe)

Po porciji: Kalorije: 74; Masti: 0,5g; Ugljikohidrati: 17,6g; Bjelančevine: 1,6g

Sastojci

1 mango, oguljen, bez koštica i narezan na kockice

1 mala ljutika, nasjeckana

2 žlice svježeg cilantra, nasjeckanog

1 crveni čili, bez sjemenki i nasjeckan

1 žlica svježeg soka od limuna

4 paprike babure, očišćene od sjemenki i prepolovljene

Adrese

Dobro pomiješajte mango, ljutiku, cilantro, crvenu papriku i sok limete.

Smjesu ulijte u polovice paprike i odmah poslužite.

Uživati!

Začinjeni cvjetići brokule od ružmarina

(Spremno za oko 35 minuta | Za 6 osoba)

Po porciji: Kalorije: 135; Masti: 9,5g; Ugljikohidrati: 10,9g; Bjelančevine: 4,4g

Sastojci

2 kilograma cvjetića brokule

1/4 šalice ekstra djevičanskog maslinovog ulja

Morska sol i mljeveni crni papar, po ukusu

1 žličica paste od đumbira i češnjaka

1 žlica nasjeckanog svježeg ružmarina

1/2 žličice limunove korice

Adrese

Pomiješajte brokulu s preostalim sastojcima dok se dobro ne prekrije.

Pecite povrće u prethodno zagrijanoj pećnici na 400 stupnjeva F oko 35 minuta, miješajući na pola vremena pečenja.

Kušajte, prilagodite začine i poslužite vruće. Uživati!

Hrskavi pečeni čips od cikle

(Spremno za oko 35 minuta | Za 6 osoba)

Po porciji: Kalorije: 92; Masti: 9,1g; Ugljikohidrati: 2,6g; Bjelančevine: 0,5g

Sastojci

2 crvene cikle, oguljene i narezane na ploške debljine 1/8 inča

1/4 šalice maslinovog ulja

Morska sol i mljeveni crni papar, po ukusu

1/2 žličice pahuljica crvene paprike

Adrese

Ploške cikle pomiješajte s preostalim sastojcima.

Rasporedite kriške cikle u jednom sloju na lim obložen papirom za pečenje.

Pecite na 400 stupnjeva F oko 30 minuta dok ne postane hrskavo. Uživati!

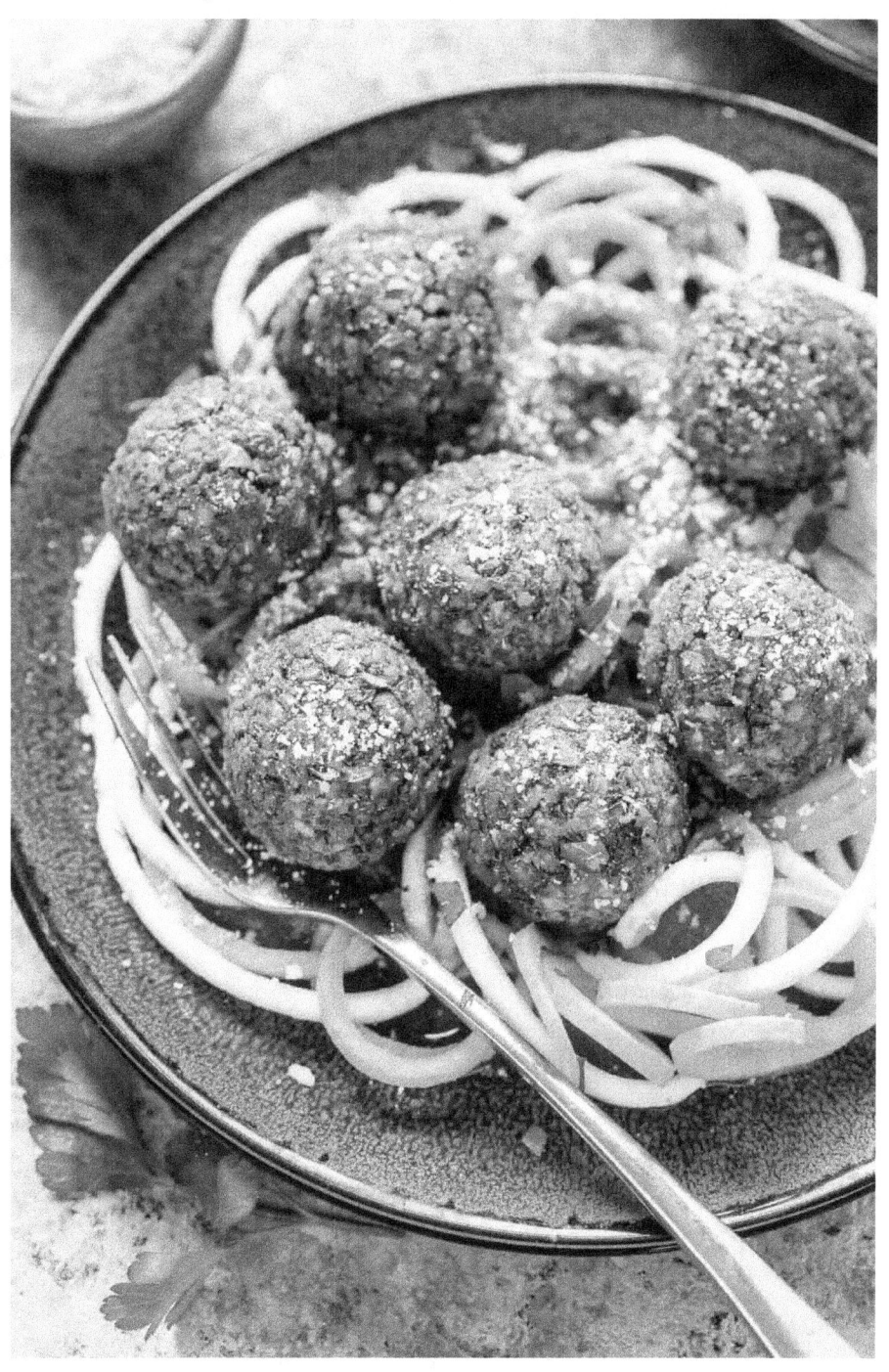

Klasična juha od leće s blitvom

(Spremno za oko 25 minuta | Za 5 osoba)

Po porciji: Kalorije: 148; Masti: 7,2g; Ugljikohidrati: 14,6g; Bjelančevine: 7,7g

Sastojci

2 žlice maslinovog ulja

1 nasjeckani bijeli luk

1 žličica mljevenog češnjaka

2 velike mrkve, nasjeckane

1 nasjeckani pastrnjak

2 stabljike celera nasjeckane

2 lista lovora

1/2 žličice suhe majčine dušice

1/4 žličice mljevenog kima

5 šalica juhe od pečenog povrća

1 ¼ šalice smeđe leće, namočene preko noći i isprane

2 šalice blitve, narezane na komade

Adrese

U loncu s debelim dnom zagrijte maslinovo ulje na umjerenoj vatri. Sada pirjajte povrće zajedno sa začinima oko 3 minute dok ne omekša.

Dodajte juhu od povrća i leću dok ne zavrije. Odmah pojačajte vatru i dodajte lovorov list. Neka se kuha oko 15 minuta ili dok leća ne omekša.

Dodajte blitvu, poklopite i pirjajte još 5 minuta ili dok blitva ne uvene.

Poslužite u zasebnim zdjelicama i uživajte!

Začinjena zimska Farro juha

(Spremno za oko 30 minuta | Za 4 osobe)

Po porciji: Kalorije: 298; Masti: 8,9g; Ugljikohidrati: 44,6g; Bjelančevine: 11,7g

Sastojci

2 žlice maslinovog ulja

1 srednji poriluk, nasjeckan

1 srednja repa, narezana na ploške

2 talijanske paprike babure, očišćene od sjemenki i nasjeckane

1 jalapeno paprika, mljevena

2 krumpira, oguljena i narezana na kockice

4 šalice juhe od povrća

1 šalica farroa, ispranog

1/2 žličice granuliranog češnjaka

1/2 žličice kurkume u prahu

1 lovor

2 šalice špinata, u komadima

Adrese

U loncu s debelim dnom zagrijte maslinovo ulje na umjerenoj vatri. Sada pirjajte poriluk, repu, papriku i krumpir oko 5 minuta dok ne postanu hrskavi.

Dodajte povrtnu juhu, farro, granulirani češnjak, kurkumu i lovorov list; dovesti do vrenja.

Odmah uključite vatru da zavrije. Neka se kuha oko 25 minuta ili dok farro i krumpir ne omekšaju.

Dodajte špinat i maknite lonac s vatre; Ostavite špinat da stoji na zaostaloj toplini dok ne uvene. Uživati!

Duga salata od slanutka

(Spremno za oko 30 minuta | Za 4 osobe)

Po porciji: Kalorije: 378; Masti: 24g; Ugljikohidrati: 34,2g; Bjelančevine: 10,1g

Sastojci

16 unci konzerviranog slanutka, ocijeđenog

1 srednji avokado, narezan na ploške

1 paprika, očišćena od sjemenki i narezana na ploške

1 velika rajčica, narezana na ploške

2 krastavca, narezana na kockice

1 glavica crvenog luka narezana na ploške

1/2 žličice mljevenog češnjaka

1/4 šalice nasjeckanog svježeg peršina

1/4 šalice maslinovog ulja

2 žlice jabučnog octa

1/2 svježe iscijeđene limete

Morska sol i mljeveni crni papar, po ukusu

Adrese

Pomiješajte sve sastojke u zdjeli za salatu.

Stavite salatu u hladnjak na oko 1 sat prije posluživanja.

Uživati!

Salata od leće na mediteranski način

(Spremno za oko 20 minuta + vrijeme hlađenja | Za 5 obroka)

Po porciji: Kalorije: 348; Masti: 15g; Ugljikohidrati: 41,6g; Bjelančevine: 15,8g

Sastojci

1 ½ šalice crvene leće, isprane

1 žličica delikatesnog senfa

1/2 svježe iscijeđenog limuna

2 žlice tamari umaka

2 stabljike vlasca nasjeckane

1/4 šalice ekstra djevičanskog maslinovog ulja

2 mljevena češnja češnjaka

1 šalica maslaca zelene salate, narezane na komade

2 žlice nasjeckanog svježeg peršina

2 žlice nasjeckanog svježeg cilantra

1 žličica svježeg bosiljka

1 žličica svježeg origana

1 ½ šalice cherry rajčice, prepolovljene

3 unce Kalamata maslina, bez koštica i prepolovljenih

Adrese

U velikom loncu zakuhajte 4 ½ šalice vode i crvenu leću.

Odmah uključite vatru i nastavite kuhati leću oko 15 minuta ili dok ne omekša. Ocijedite i pustite da se potpuno ohladi.

Premjestite leću u zdjelu za salatu; pomiješajte leću s ostalim sastojcima dok se dobro ne sjedine.

Poslužite hladno ili na sobnoj temperaturi. Uživati!

Salata od pečenih šparoga i avokada

(Spremno za oko 20 minuta + vrijeme za hlađenje | Za 4 osobe)

Po porciji: Kalorije: 378; Masti: 33,2g; Ugljikohidrati: 18,6g; Bjelančevine: 7,8g

Sastojci

1 funta šparoga, narezanih na male komadiće

1 nasjeckani bijeli luk

2 mljevena češnja češnjaka

1 Roma rajčica, narezana na ploške

1/4 šalice maslinovog ulja

1/4 šalice balzamičnog octa

1 žlica mljevene gorušice

2 žlice nasjeckanog svježeg peršina

1 žlica nasjeckanog svježeg cilantra

1 žlica nasjeckanog svježeg bosiljka

Morska sol i mljeveni crni papar, po ukusu

1 manji avokado, očišćen od koštica i narezan na kockice

1/2 šalice nasjeckanih pinjola

Adrese

Počnite tako da prethodno zagrijete pećnicu na 420 stupnjeva F.

Prelijte šparoge s 1 žlicom maslinovog ulja i stavite na lim obložen papirom za pečenje.

Pecite oko 15 minuta, okrećući posudu jednom ili dvaput kako biste pospješili ravnomjerno pečenje. Pustite da se potpuno ohladi i stavite u zdjelu za salatu.

Pomiješajte šparoge s povrćem, maslinovim uljem, octom, senfom i začinskim biljem. Posolite i popaprite po ukusu.

Pomiješajte i pospite avokadom i pinjolima. Uživati!

Krem salata od zelenog graha s pinjolima

(Spremno za oko 10 minuta + vrijeme za hlađenje | Za 5 obroka)

Po porciji: Kalorije: 308; Masti: 26,2g; Ugljikohidrati: 16,6g; Bjelančevine: 5,8g

Sastojci

1 ½ funte zelenog graha, nasjeckanog

2 srednje rajčice, narezane na kockice

2 paprike babure, očišćene od sjemenki i narezane na kockice

4 žlice nasjeckane ljutike

1/2 šalice nasjeckanih pinjola

1/2 šalice veganske majoneze

1 žlica delikatesnog senfa

2 žlice nasjeckanog svježeg bosiljka

2 žlice nasjeckanog svježeg peršina

1/2 žličice mljevene crvene paprike

Morska sol i svježe mljeveni crni papar, po ukusu

Adrese

Kuhajte zelene mahune u velikom loncu sa slanom vodom dok ne omekšaju ili oko 2 minute.

Ocijedite i ostavite grah da se potpuno ohladi; zatim ih prebacite u zdjelu za salatu. Grah pomiješajte s preostalim sastojcima.

Kušajte i prilagodite začine. Uživati!

Cannellini juha od graha s keljom

(Spremno za oko 25 minuta | Za 5 osoba)

Po porciji: Kalorije: 188; Masti: 4,7g; Ugljikohidrati: 24,5g; Bjelančevine: 11,1g

Sastojci

1 žlica maslinovog ulja

1/2 žličice mljevenog đumbira

1/2 žličice sjemenki kumina

1 glavica crvenog luka nasjeckana

1 mrkva, narezana i nasjeckana

1 pastrnjak, narezan i nasjeckan

2 mljevena češnja češnjaka

5 šalica juhe od povrća

12 unci cannellini graha, ocijeđenog

2 šalice kelja, narezanog na komadiće

Morska sol i mljeveni crni papar, po ukusu

Adrese

U loncu s debelim dnom zagrijte masline na srednje jakoj vatri. Sada pirjajte đumbir i kumin oko 1 minutu.

Sada dodajte luk, mrkvu i pastrnjak; nastavite pirjati još 3 minute ili dok povrće ne omekša.

Dodajte češnjak i nastavite pirjati 1 minutu ili dok ne postane aromatičan.

Zatim ulijte juhu od povrća i prokuhajte. Odmah smanjite vatru i ostavite da kuha 10 minuta.

Umiješajte cannellini grah i kelj; nastavite pirjati dok kelj ne uvene i sve se zagrije. Začinite solju i paprom po ukusu.

Poslužite u pojedinačne zdjelice i poslužite vruće. Uživati!

. Kremasta krema od gljiva

(Spremno za oko 15 minuta | Za 5 osoba)

Po porciji: Kalorije: 308; Masti: 25,5g; Ugljikohidrati: 11,8g; Bjelančevine: 11,6g

Sastojci

2 žlice sojinog maslaca

1 velika ljutika, nasjeckana

20 unci cremini gljiva, narezanih

2 mljevena češnja češnjaka

4 žlice brašna od lanenog sjemena

5 šalica juhe od povrća

1 1/3 šalice punomasnog kokosovog mlijeka

1 list lovora

Morska sol i mljeveni crni papar, po ukusu

Adrese

U loncu otopite veganski maslac na srednje jakoj vatri. Kad se zagrije, kuhajte ljutiku oko 3 minute dok ne omekša i ne zamiriše.

Dodajte gljive i češnjak i nastavite kuhati dok gljive ne omekšaju. Dodajte brašno od lanenog sjemena i nastavite kuhati oko 1 minutu.

Dodajte preostale sastojke. Zakuhajte poklopljeno i nastavite kuhati još 5 do 6 minuta dok se juha malo ne zgusne.

Uživati!

Autentična talijanska salata Panzanella

(Spremno za oko 35 minuta | Za 3 osobe)

Po porciji: Kalorije: 334; Masti: 20,4g; Ugljikohidrati: 33,3g; Bjelančevine: 8,3g

Sastojci

3 šalice umjetničkog kruha, razlomljenog na kockice od 1 inča

3/4 funte šparoga, obrezane i narezane na male komadiće

4 žlice ekstra djevičanskog maslinovog ulja

1 glavica crvenog luka nasjeckana

2 žlice svježeg soka od limete

1 žličica delikatesnog senfa

2 srednje rajčice, narezane na kockice

2 šalice rikule

2 šalice mladog špinata

2 talijanske paprike babure, očišćene od sjemenki i narezane na ploške

Morska sol i mljeveni crni papar, po ukusu

Adrese

Stavite kockice kruha na pleh obložen papirom za pečenje. Pecite u prethodno zagrijanoj pećnici na 310 stupnjeva F oko 20 minuta, okrećući lim za pečenje dva puta tijekom vremena pečenja; rezervacija.

Zagrijte pećnicu na 420 stupnjeva F i prelijte šparoge s 1 žlicom maslinovog ulja. Pecite šparoge na roštilju oko 15 minuta ili dok ne postanu hrskave.

Pomiješajte preostale sastojke u zdjelu za salatu; na vrh stavite šparoge na žaru i prepečeni kruh.

Uživati!

Salata od kvinoje i crnog graha

(Spremno za oko 15 minuta + vrijeme hlađenja | Za 4 obroka)

Po porciji: Kalorije: 433; Masti: 17,3g; Ugljikohidrati: 57g; Bjelančevine: 15,1g

Sastojci

2 šalice vode

1 šalica kvinoje, isprane

16 unci konzerviranog crnog graha, ocijeđenog

2 romske rajčice, narezane na ploške

1 glavica crvenog luka, sitno narezana

1 krastavac, očišćen od sjemenki i nasjeckan

2 češnja češnjaka, protisnuta ili mljevena

2 talijanske paprike babure, očišćene od sjemenki i narezane na ploške

2 žlice nasjeckanog svježeg peršina

2 žlice nasjeckanog svježeg cilantra

1/4 šalice maslinovog ulja

1 svježe iscijeđen limun

1 žlica jabučnog octa

1/2 žličice sušenog kopra

1/2 žličice sušenog origana

Morska sol i mljeveni crni papar, po ukusu

Adrese

Stavite vodu i kvinoju u lonac i zakuhajte. Odmah uključite vatru da zavrije.

Neka se kuha oko 13 minuta dok kvinoja ne upije svu vodu; Kvinoju izbosti vilicom i ostaviti da se potpuno ohladi. Zatim prebacite kvinoju u zdjelu za salatu.

Dodajte preostale sastojke u zdjelu salate i promiješajte da se dobro sjedine. Uživati!

Bogata bulgur salata sa začinskim biljem

(Spremno za oko 20 minuta + vrijeme za hlađenje | Za 4 osobe)

Po porciji: Kalorije: 408; Masti: 18,3g; Ugljikohidrati: 51,8g; Bjelančevine: 13,1g

Sastojci

2 šalice vode

1 šalica bulgura

12 unci konzerviranog slanutka, ocijeđenog

1 perzijski krastavac, tanko narezan

2 paprike babure, očišćene od sjemenki i tanko narezane

1 jalapeno papričica, očišćena od sjemenki i tanko narezana

2 romske rajčice, narezane na ploške

1 luk narezan na tanke ploške

2 žlice nasjeckanog svježeg bosiljka

2 žlice nasjeckanog svježeg peršina

2 žlice nasjeckane svježe metvice

2 žlice nasjeckanog svježeg vlasca

4 žlice maslinovog ulja

1 žlica balzamičnog octa

1 žlica soka od limuna

1 žličica svježeg češnjaka, protisnutog

Morska sol i svježe mljeveni crni papar, po ukusu

2 žlice prehrambenog kvasca

1/2 šalice Kalamata maslina, narezanih

Adrese

U loncu zakuhajte vodu i bulgur. Odmah uključite vatru i pustite da kuha oko 20 minuta ili dok bulgur ne omekša i voda gotovo ne upije. Izbosti vilicom i raširiti na veliki pleh da se ohladi.

Stavite bulgur u zdjelu za salatu, a zatim slanutak, krastavac, papriku, rajčicu, luk, bosiljak, peršin, metvicu i vlasac.

U malom tanjuru pomiješajte maslinovo ulje, balsamico ocat, limunov sok, češnjak, sol i crni papar. Začinite salatu i promiješajte da se sjedini.

Po vrhu pospite hranjivi kvasac, ukrasite maslinama i poslužite na sobnoj temperaturi. Uživati!

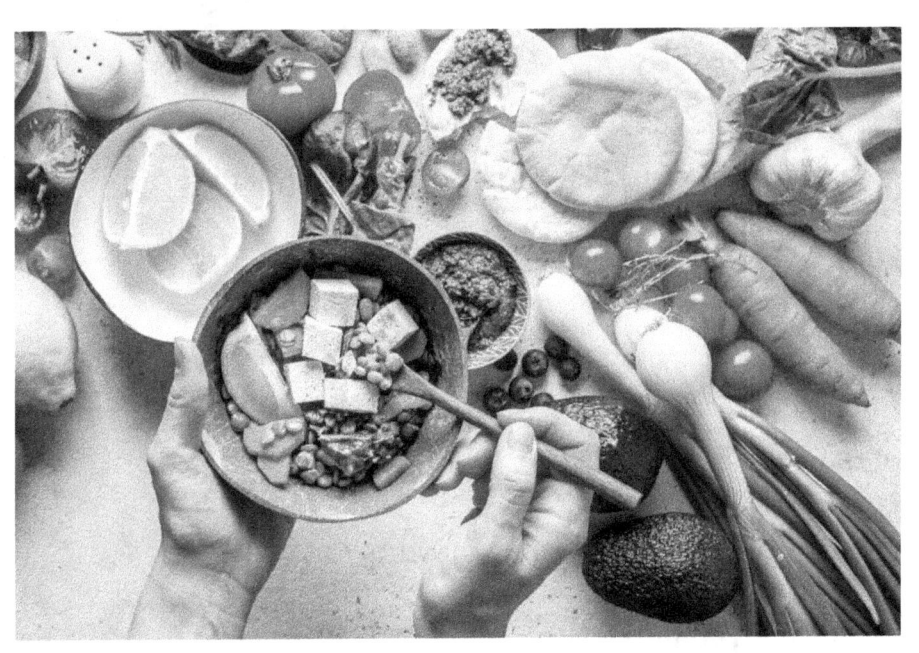

Klasična salata od pečene paprike

(Spremno za oko 15 minuta + vrijeme za hlađenje | Za 3 osobe)

Po porciji: Kalorije: 178; Masti: 14,4g; Ugljikohidrati: 11,8g; Bjelančevine: 2,4g

Sastojci

6 paprika babura

3 žlice ekstra djevičanskog maslinovog ulja

3 žličice crvenog vinskog octa

3 češnja češnjaka sitno nasjeckana

2 žlice nasjeckanog svježeg peršina

Morska sol i svježe mljeveni crni papar, po ukusu

1/2 žličice pahuljica crvene paprike

6 žlica nasjeckanih pinjola

Adrese

Pecite paprike na limu obloženom papirom za pečenje oko 10 minuta, okrećući tavu na pola vremena pečenja, dok ne pougljeni sa svih strana.

Zatim pokrijte paprike plastičnom folijom za kuhanje na pari. Odbacite kožu, sjemenke i jezgru.

Paprike narežite na trakice i pomiješajte s ostalim sastojcima. Stavite u hladnjak do posluživanja. Uživati!

Puna zimska juha od kvinoje

(Spremno za oko 25 minuta | Za 4 osobe)

Po porciji: Kalorije: 328; Masti: 11,1g; Ugljikohidrati: 44,1g; Bjelančevine: 13,3g

Sastojci

2 žlice maslinovog ulja

1 kosani luk

2 mrkve, oguljene i nasjeckane

1 nasjeckani pastrnjak

1 stabljika celera nasjeckana

1 šalica nasjeckane žute tikve

4 češnja češnjaka, protisnuta ili mljevena

4 šalice juhe od pečenog povrća

2 srednje rajčice, zgnječene

1 šalica kvinoje

Morska sol i mljeveni crni papar, po ukusu

1 lovor

2 šalice blitve, čvrsta rebra uklonite i narežite na komade

2 žlice nasjeckanog talijanskog peršina

Adrese

U loncu s debelim dnom zagrijte masline na srednje jakoj vatri. Sada pirjajte luk, mrkvu, pastrnjak, celer i žutu tikvicu oko 3 minute ili dok povrće ne omekša.

Dodajte češnjak i nastavite pirjati 1 minutu ili dok ne postane aromatičan.

Zatim dodajte juhu od povrća, rajčice, kvinoju, sol, papar i lovorov list; dovesti do vrenja. Odmah smanjite vatru i ostavite da kuha 13 minuta.

Dodajte blitvu; nastavite kuhati na laganoj vatri dok blitva ne uvene.

Poslužite u zasebnim zdjelicama i poslužite ukrašeno svježim peršinom. Uživati!

salata od zelene leće

(Spremno za oko 20 minuta + vrijeme hlađenja | Za 5 obroka)

Po porciji: Kalorije: 349; Masti: 15,1g; Ugljikohidrati: 40,9g; Bjelančevine: 15,4g

Sastojci

1 ½ šalice zelene leće, isprane

2 šalice rikule

2 šalice romaine salate, narezane na komade

1 šalica mladog špinata

1/4 šalice nasjeckanog svježeg bosiljka

1/2 šalice nasjeckane ljutike

2 češnja češnjaka sitno nasjeckana

1/4 šalice osušenih rajčica pakiranih u ulju, opranih i nasjeckanih

5 žlica ekstra djevičanskog maslinovog ulja

3 žlice svježeg soka od limuna

Morska sol i mljeveni crni papar, po ukusu

Adrese

U velikom loncu zakuhajte 4 ½ šalice vode i crvenu leću.

Odmah zagrijte na laganoj vatri i nastavite kuhati leću dodatnih 15 do 17 minuta ili dok ne omekša, ali ne postane kašasta. Ocijedite i pustite da se potpuno ohladi.

Premjestite leću u zdjelu za salatu; pomiješajte leću s ostalim sastojcima dok se dobro ne sjedine.

Poslužite hladno ili na sobnoj temperaturi. Uživati!

. Juha od tikve od žira, slanutka i kus-kusa

(Spremno za oko 20 minuta | Za 4 osobe)

Po porciji: Kalorije: 378; Masti: 11g; Ugljikohidrati: 60,1g; Bjelančevine: 10,9g

Sastojci

2 žlice maslinovog ulja

1 ljutika nasjeckana

1 mrkva, narezana i nasjeckana

2 šalice nasjeckanog žira

1 stabljika celera nasjeckana

1 žličica sitno nasjeckanog češnjaka

1 žličica osušenog ružmarina, nasjeckanog

1 žličica osušene majčine dušice, nasjeckane

2 šalice vrhnja od luka

2 šalice vode

1 šalica suhog kus-kusa

Morska sol i mljeveni crni papar, po ukusu

1/2 žličice pahuljica crvene paprike

6 unci konzerviranog slanutka, ocijeđenog

2 žlice svježeg soka od limuna

Adrese

U loncu s debelim dnom zagrijte masline na srednje jakoj vatri. Sada pirjajte ljutiku, mrkvu, bundevu i celer oko 3 minute ili dok povrće ne omekša.

Dodajte češnjak, ružmarin i majčinu dušicu i nastavite pirjati 1 minutu ili dok ne zamiriše.

Zatim dodajte juhu, vodu, kus-kus, sol, crni papar i pahuljice crvene paprike; dovesti do vrenja. Odmah smanjite vatru i ostavite da kuha 12 minuta.

Dodajte slanutak iz konzerve; nastavite kuhati na laganoj vatri dok se ne zagrije ili još oko 5 minuta.

Poslužite u pojedinačnim zdjelicama i pokapajte sok od limuna po vrhu. Uživati!

. Juha od kupusa s Crostini od češnjaka

(Spremno za oko 1 sat | Za 4 osobe)

Po porciji: Kalorije: 408; Masti: 23,1g; Ugljikohidrati: 37,6g; Bjelančevine: 11,8g

Sastojci

Juha:

2 žlice maslinovog ulja

1 srednji poriluk nasjeckan

1 šalica nasjeckane repe

1 nasjeckani pastrnjak

1 nasjeckana mrkva

2 šalice nasjeckanog kupusa

2 češnja češnjaka sitno nasjeckana

4 šalice juhe od povrća

2 lista lovora

Morska sol i mljeveni crni papar, po ukusu

1/4 žličice sjemenki kumina

1/2 žličice sjemena gorušice

1 žličica sušenog bosiljka

2 rajčice, pasirane

Crostini:

8 kriški bageta

2 glavice češnjaka

4 žlice ekstra djevičanskog maslinovog ulja

Adrese

U temeljcu zagrijte 2 žlice maslina na srednje jakoj vatri. Sada pirjajte poriluk, repu, pastrnjak i mrkvu oko 4 minute ili dok povrće ne postane hrskavo.

Dodajte češnjak i kupus i nastavite pirjati 1 minutu ili dok ne zamiriše.

Zatim dodajte povrtnu juhu, lovor, sol, crni papar, sjemenke kumina, sjemenke gorušice, sušeni bosiljak i pasiranu rajčicu; dovesti do vrenja. Odmah smanjite vatru i ostavite da kuha oko 20 minuta.

U međuvremenu zagrijte pećnicu na 375 stupnjeva F. Sada pecite češnjak i kriške baguettea oko 15 minuta. Izvadite crostine iz pećnice.

Nastavite peći češnjak dodatnih 45 minuta ili dok ne omekša. Neka se češnjak ohladi.

Sada zarežite svaku glavicu češnjaka oštrim nazubljenim nožem kako biste odvojili sve češnjeve.

Pečene režnjeve češnjaka istisnite iz ljuske. Zgnječite pulpu češnjaka s 4 žlice ekstra djevičanskog maslinovog ulja.

Ravnomjerno rasporedite smjesu pečenog češnjaka po vrhu crostinija. Poslužite uz toplu juhu. Uživati!

Krem juha od zelenog graha

(Spremno za oko 35 minuta | Za 4 osobe)

Po porciji: Kalorije: 410; Masti: 19,6g; Ugljikohidrati: 50,6g; Bjelančevine: 13,3g

Sastojci

1 žlica sezamovog ulja

1 kosani luk

1 zelena paprika, očišćena od sjemenki i nasjeckana

2 crvena krumpira, oguljena i narezana na kockice

2 mljevena češnja češnjaka

4 šalice juhe od povrća

1 funta zelenog graha, nasjeckanog

Morska sol i mljeveni crni papar, za začin

1 šalica punomasnog kokosovog mlijeka

Adrese

U loncu s debelim dnom zagrijte sezam na srednje jakoj vatri. Sada pržite luk, papriku i krumpir oko 5 minuta uz povremeno miješanje.

Dodajte češnjak i nastavite pirjati 1 minutu ili dok ne zamiriše.

Zatim dodajte juhu od povrća, zelene mahune, sol i crni papar; dovesti do vrenja. Odmah smanjite vatru i ostavite da kuha 20 minuta.

Pasirajte mješavinu zelenog graha uronjenom miješalicom dok ne postane glatka i kremasta.

Pasiranu smjesu vratite u lonac. Dodajte kokosovo mlijeko i nastavite kuhati dok se ne zagrije ili još oko 5 minuta.

Poslužite u pojedinačne zdjelice i poslužite vruće. Uživati!

Tradicionalna francuska juha od luka

(Spremno za oko 1 sat i 30 minuta | Za 4 osobe)

Po porciji: Kalorije: 129; Masti: 8,6g; Ugljikohidrati: 7,4g; Bjelančevine: 6,3g

Sastojci

2 žlice maslinovog ulja

2 velika žuta luka, tanko narezana

2 grančice majčine dušice nasjeckane

2 grančice ružmarina nasjeckane

2 žličice balzamičnog octa

4 šalice juhe od povrća

Morska sol i mljeveni crni papar, po ukusu

Adrese

U loncu ili loncu zagrijte maslinovo ulje na umjerenoj vatri. Sada kuhajte luk s majčinom dušicom, ružmarinom i 1 žličicom morske soli oko 2 minute.

Sada smanjite vatru na srednje nisku i nastavite kuhati dok se luk ne karamelizira ili oko 50 minuta.

Dodajte balzamični ocat i nastavite kuhati još 15. Dodajte juhu, sol i crni papar i nastavite pirjati 20 do 25 minuta.

Poslužite uz tostirani kruh i uživajte!

. juha od pečene mrkve

(Spremno za oko 50 minuta | Za 4 osobe)

Po porciji: Kalorije: 264; Masti: 18,6g; Ugljikohidrati: 20,1g; Bjelančevine: 7,4g

Sastojci

1 ½ kilograma mrkve

4 žlice maslinovog ulja

1 nasjeckani žuti luk

2 mljevena češnja češnjaka

1/3 žličice mljevenog kima

Morska sol i bijeli papar, po ukusu.

1/2 žličice kurkume u prahu

4 šalice juhe od povrća

2 žličice soka od limuna

2 žlice svježeg cilantra, nasjeckanog

Adrese

Počnite tako što ćete prethodno zagrijati pećnicu na 400 stupnjeva F. Posložite mrkvu na veliki lim za pečenje obložen papirom za pečenje; pomiješajte mrkvu sa 2 žlice maslinova ulja.

Pecite mrkvu oko 35 minuta ili dok ne omekša.

U loncu s debelim dnom zagrijte preostale 2 žlice maslinovog ulja. Sada pirjajte luk i češnjak oko 3 minute ili dok ne zarumene.

Dodajte kumin, sol, papar, kurkumu, juhu od povrća i pečenu mrkvu. Nastavite kuhati na laganoj vatri još 12 minuta.

Pasirajte svoju juhu uronjenim blenderom. Pokapajte juhu limunovim sokom i poslužite ukrašeno svježim listovima korijandera. Uživati!

Talijanska salata od tjestenine Penne

(Spremno za oko 15 minuta + vrijeme za hlađenje | Za 3 osobe)

Po porciji: Kalorije: 614; Masti: 18,1g; Ugljikohidrati: 101g; Bjelančevine: 15,4g

Sastojci

9 unci penne tjestenine

9 unci konzerviranih cannellini graha, ocijeđenih

1 manja glavica luka, tanko narezana

1/3 šalice Niçoise maslina, bez koštica i narezanih na ploške

2 talijanske paprike, narezane na ploške

1 šalica cherry rajčica, prepolovljenih

3 šalice rikule

Zavoj:

3 žlice ekstra djevičanskog maslinovog ulja

1 žličica limunove korice

1 žličica mljevenog češnjaka

3 žlice balzamičnog octa

1 čajna žličica mješavine talijanskog bilja

Morska sol i mljeveni crni papar, po ukusu

Adrese

Skuhajte penne tjesteninu prema uputama na pakiranju. Ocijedite i isperite tjesteninu. Pustite da se potpuno ohladi, a zatim prebacite u zdjelu za salatu.

Zatim u zdjelu za salatu dodajte mahune, luk, masline, papriku, rajčicu i rikulu.

Pomiješajte sve sastojke za preljev dok se sve dobro ne sjedini. Začinite salatu i poslužite je vrlo hladnu. Uživati!

Indijska Chana Chaat salata

(Spremno za oko 45 minuta + vrijeme za hlađenje | Za 4 osobe)

Po porciji: Kalorije: 604; Masti: 23,1g; Ugljikohidrati: 80g; Bjelančevine: 25,3g

Sastojci

1 funta sušenog slanutka, namočenog preko noći

2 San Marzano rajčice, narezane na kockice

1 perzijski krastavac, narezan na ploške

1 kosani luk

1 paprika, očišćena od sjemenki i tanko narezana

1 zeleni čili, bez sjemenki i narezan na tanke ploške

2 šake mladog špinata

1/2 žličice kašmirskog čilija u prahu

4 lista curryja nasjeckana

1 žlica chaat masale

2 žlice svježeg soka od limuna ili po ukusu

4 žlice maslinovog ulja

1 žličica agavinog sirupa

1/2 žličice sjemena gorušice

1/2 žličice sjemenki korijandera

2 žlice sezamovih sjemenki, lagano tostiranih

2 žlice svježeg cilantra, nasjeckanog

Adrese

Ocijedite slanutak i prebacite ga u veliku tavu. Prekrijte slanutak vodom 2 cm i pustite da prokuha.

Odmah pojačajte vatru i nastavite kuhati otprilike 40 minuta.

Pomiješajte slanutak s rajčicama, krastavcem, lukom, paprikom, špinatom, čilijem u prahu, listovima curryja i chaat masalom.

U manjoj posudi dobro pomiješajte sok od limuna, maslinovo ulje, agavin sirup, sjemenke gorušice i sjemenke korijandera.

Ukrasite sjemenkama sezama i svježim korijanderom. Uživati!

Tajlandska salata s rezancima i tempehom

(Spremno za oko 45 minuta | Za 3 osobe)

Po porciji: Kalorije: 494; Masti: 14,5g; Ugljikohidrati: 75g; Bjelančevine: 18,7g

Sastojci

6 unci tempeha

4 žlice rižinog octa

4 žlice soja umaka

2 mljevena češnja češnjaka

1 mala limeta, svježe iscijeđena

5 unci rižinih rezanaca

1 julienne narezana mrkva

1 ljutika nasjeckana

3 šake bok choya, narezanog na tanke ploške

3 šake kelja narezanog na komadiće

1 paprika, očišćena od sjemenki i tanko narezana

1 čile iz ptičje perspektive, nasjeckan

1/4 šalice maslaca od kikirikija

2 žlice agavinog sirupa

Adrese

Stavite tempeh, po 2 žlice rižinog octa, soja umak, češnjak i limunov sok u keramičku posudu; ostavite da se macerira oko 40 minuta.

U međuvremenu skuhajte rižine rezance prema uputama na pakiranju. Ocijedite rezance i prebacite ih u zdjelu za salatu.

Dodajte mrkvu, ljutiku, kupus, kelj i papriku u zdjelu za salatu. Dodajte maslac od kikirikija, preostale 2 žlice rižinog octa i agavin sirup i promiješajte da se dobro sjedini.

Prelijte mariniranim tempehom i odmah poslužite. Uživati!

Klasična krema od brokule

(Spremno za oko 35 minuta | Za 4 osobe)

Po porciji: Kalorije: 334; Masti: 24,5g; Ugljikohidrati: 22,5g; Bjelančevine: 10,2g

Sastojci

2 žlice maslinovog ulja

1 funta cvjetića brokule

1 kosani luk

1 rebro celera, nasjeckano

1 nasjeckani pastrnjak

1 žličica mljevenog češnjaka

3 šalice juhe od povrća

1/2 žličice sušenog kopra

1/2 žličice sušenog origana

Morska sol i mljeveni crni papar, po ukusu

2 žlice brašna od lanenog sjemena

1 šalica punomasnog kokosovog mlijeka

Adrese

U loncu s debelim dnom zagrijte maslinovo ulje na srednje jakoj vatri. Sada pirjajte brokulu, luk, celer i pastrnjak oko 5 minuta, povremeno miješajući.

Dodajte češnjak i nastavite pirjati 1 minutu ili dok ne zamiriše.

Zatim dodajte juhu od povrća, kopar, origano, sol i crni papar; dovesti do vrenja. Odmah smanjite vatru i ostavite da kuha oko 20 minuta.

Pasirajte juhu uronjenim blenderom dok ne postane glatka i kremasta.

Pasiranu smjesu vratite u lonac. Dodajte brašno od lanenog sjemena i kokosovo mlijeko; nastavite kuhati na laganoj vatri dok se ne zagrije ili oko 5 minuta.

Poslužite u četiri zdjelice i uživajte!

Marokanska salata od leće i grožđica

(Spremno za oko 20 minuta + vrijeme za hlađenje | Za 4 osobe)

Po porciji: Kalorije: 418; Masti: 15g; Ugljikohidrati: 62,9g; Bjelančevine: 12,4g

Sastojci

1 šalica crvene leće, isprane

1 velika mrkva, julienned

1 perzijski krastavac, tanko narezan

1 glavica slatkog luka nasjeckana

1/2 šalice zlatnih grožđica

1/4 šalice svježe metvice, nasjeckane

1/4 šalice svježeg bosiljka, nasjeckanog

1/4 šalice ekstra djevičanskog maslinovog ulja

1/4 šalice soka od limuna, svježe iscijeđenog

1 žličica naribane kore limuna

1/2 žličice svježeg korijena đumbira, oguljenog i nasjeckanog

1/2 žličice granuliranog češnjaka

1 žličica mljevene pimente

Morska sol i mljeveni crni papar, po ukusu

Adrese

U velikom loncu zakuhajte 3 šalice vode i 1 šalicu leće.

Odmah pojačajte vatru i nastavite kuhati leću dodatnih 15 do 17 minuta ili dok ne omekša, ali još nije kašasta. Ocijedite i pustite da se potpuno ohladi.

Premjestite leću u zdjelu za salatu; dodajte mrkvu, krastavac i slatki luk. Zatim u svoju salatu dodajte grožđice, metvicu i bosiljak.

U malom tanjuru pomiješajte maslinovo ulje, limunov sok, limunovu koricu, đumbir, granulirani češnjak, piment, sol i crni papar.

Začinite salatu i poslužite je vrlo hladnu. Uživati!

Salata od šparoga i slanutka

(Spremno za oko 10 minuta + vrijeme za hlađenje | Za 5 obroka)

Po porciji: Kalorije: 198; Masti: 12,9g; Ugljikohidrati: 17,5g; Bjelančevine: 5,5g

Sastojci

1 ¼ funte šparoga, obrezanih i narezanih na male komadiće

5 unci konzerviranog slanutka, ocijeđenog i ispranog

1 chipotle chile, bez sjemenki i samljeven

1 talijanska paprika, očišćena od sjemenki i nasjeckana

1/4 šalice nasjeckanih listova svježeg bosiljka

1/4 šalice svježeg lišća peršina, nasjeckanog

2 žlice svježih listova mente

2 žlice nasjeckanog svježeg vlasca

1 žličica mljevenog češnjaka

1/4 šalice ekstra djevičanskog maslinovog ulja

1 žlica balzamičnog octa

1 žlica svježeg soka od limuna

2 žlice soja umaka

1/4 žličice mljevene pimente

1/4 žličice mljevenog kima

Morska sol i svježe mljeveni papar u zrnu, po ukusu

Adrese

Zakuhajte veliki lonac posoljene vode sa šparogama; neka kuha 2 minute; ocijedite i isperite.

Premjestite šparoge u zdjelu za salatu.

Pomiješajte šparoge sa slanutkom, paprikom, začinskim biljem, češnjakom, maslinovim uljem, octom, sokom limete, soja umakom i začinima.

Pomiješajte da se sjedini i odmah poslužite. Uživati!

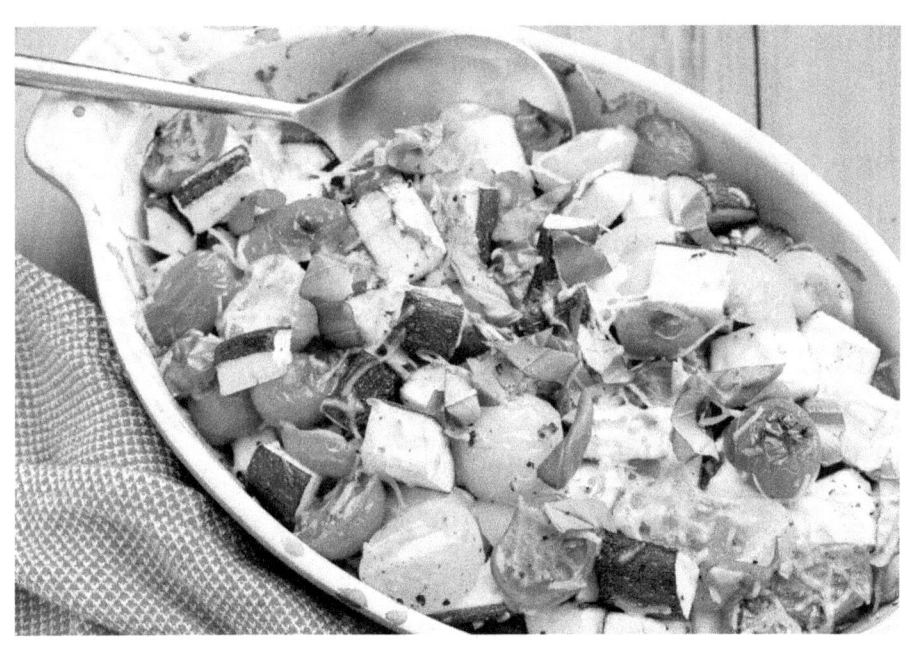

Staromodna salata od zelenog graha

(Spremno za oko 10 minuta + vrijeme za hlađenje | Za 4 osobe)

Po porciji: Kalorije: 240; Masti: 14,1g; Ugljikohidrati: 29g; Bjelančevine: 4,4g

Sastojci

1 ½ funte zelenog graha, nasjeckanog

1/2 šalice nasjeckanog vlasca

1 žličica mljevenog češnjaka

1 perzijski krastavac, narezan na ploške

2 šalice grožđanih rajčica, prepolovljenih

1/4 šalice maslinovog ulja

1 žličica delikatesnog senfa

2 žlice tamari umaka

2 žlice soka od limuna

1 žlica jabučnog octa

1/4 žličice kumina u prahu

1/2 žličice suhe majčine dušice

Morska sol i mljeveni crni papar, po ukusu

Adrese

Kuhajte zelene mahune u velikom loncu sa slanom vodom dok ne omekšaju ili oko 2 minute.

Ocijedite i ostavite grah da se potpuno ohladi; zatim ih prebacite u zdjelu za salatu. Grah pomiješajte s preostalim sastojcima.

Uživati!

Zimska juha od graha

(Spremno za oko 25 minuta | Za 4 osobe)

Po porciji: Kalorije: 234; Masti: 5,5g; Ugljikohidrati: 32,3g; Bjelančevine: 14,4g

Sastojci

1 žlica maslinovog ulja

2 žlice nasjeckane ljutike

1 nasjeckana mrkva

1 nasjeckani pastrnjak

1 stabljika celera nasjeckana

1 žličica nasjeckanog svježeg češnjaka

4 šalice juhe od povrća

2 lista lovora

1 grančica ružmarina nasjeckana

16 unci konzerviranog mornaričkog graha

Morska sol u ljuspicama i mljeveni crni papar, po ukusu

Adrese

U loncu s debelim dnom zagrijte masline na srednje jakoj vatri. Sada pirjajte ljutiku, mrkvu, pastrnjak i celer oko 3 minute ili dok povrće ne omekša.

Dodajte češnjak i nastavite pirjati 1 minutu ili dok ne postane aromatičan.

Zatim dodajte povrtnu juhu, lovor i ružmarin i pustite da zavrije. Odmah smanjite vatru i ostavite da kuha 10 minuta.

Dodajte bijeli grah i nastavite pirjati još oko 5 minuta dok se sve ne zagrije. Začinite solju i crnim paprom po ukusu.

Poslužite u pojedinačnim zdjelicama, bacite lovorov list i poslužite vruće. Uživati!

Talijanska cremini juha od gljiva

(Spremno za oko 15 minuta | Za 3 osobe)

Po porciji: Kalorije: 154; Masti: 12,3g; Ugljikohidrati: 9,6g; Bjelančevine: 4,4g

Sastojci

3 žlice veganskog maslaca

1 nasjeckani bijeli luk

1 crvena paprika nasjeckana

1/2 žličice protisnutog češnjaka

3 šalice cremini gljiva, nasjeckanih

2 žlice bademovog brašna

3 šalice vode

1 čajna žličica mješavine talijanskog bilja

Morska sol i mljeveni crni papar, po ukusu

1 velika žlica svježeg vlasca nasjeckanog

Adrese

U loncu otopite veganski maslac na srednje jakoj vatri. Kad se zagriju, pržite luk i papriku oko 3 minute dok ne omekšaju.

Dodajte češnjak i cremini gljive te nastavite pirjati dok gljive ne omekšaju. Pospite bademovo brašno preko gljiva i nastavite kuhati oko 1 minutu.

Dodajte preostale sastojke. Zakuhajte poklopljeno i nastavite kuhati još 5 do 6 minuta dok se tekućina malo ne zgusne.

Poslužite u tri zdjelice za juhu i ukrasite svježim vlascem. Uživati!

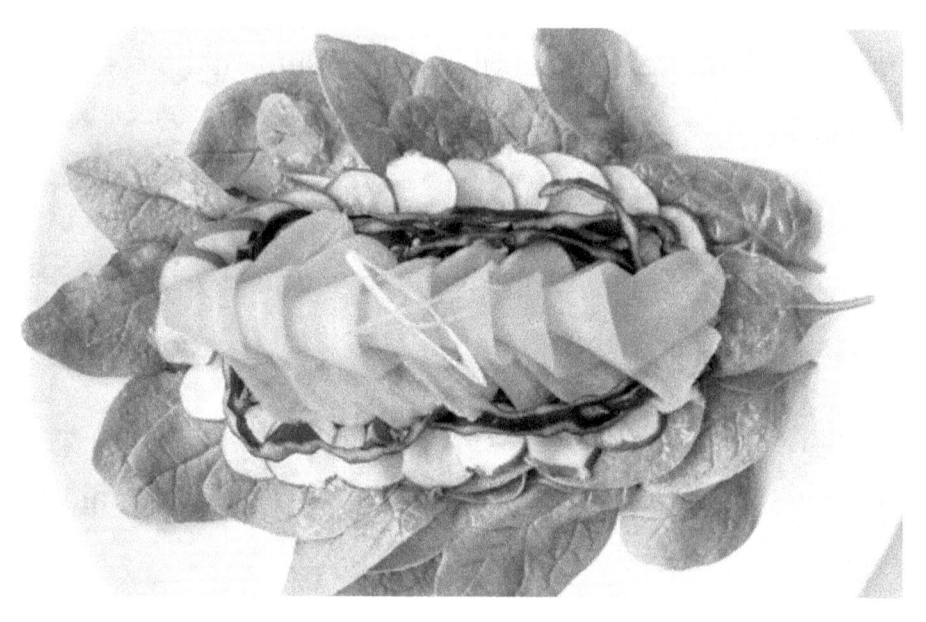

Krema od krumpira sa začinskim biljem

(Spremno za oko 40 minuta | Za 4 osobe)

Po porciji: Kalorije: 400; Masti: 9g; Ugljikohidrati: 68,7g; Bjelančevine: 13,4g

Sastojci

2 žlice maslinovog ulja

1 kosani luk

1 stabljika celera nasjeckana

4 velika krumpira, oguljena i nasjeckana

2 mljevena češnja češnjaka

1 žličica nasjeckanog svježeg bosiljka

1 žličica nasjeckanog svježeg peršina

1 žličica nasjeckanog svježeg ružmarina

1 lovor

1 žličica mljevene pimente

4 šalice juhe od povrća

Sol i svježe mljeveni crni papar, po ukusu.

2 žlice nasjeckanog svježeg vlasca

Adrese

U loncu s debelim dnom zagrijte maslinovo ulje na srednje jakoj vatri. Kad se zagrije, pirjajte luk, celer i krumpir oko 5 minuta, povremeno miješajući.

Dodajte češnjak, bosiljak, peršin, ružmarin, lovorov list i piment i nastavite pirjati 1 minutu ili dok ne zamiriše.

Sada dodajte juhu od povrća, sol i crni papar i brzo prokuhajte. Odmah smanjite vatru i ostavite da kuha oko 30 minuta.

Pasirajte juhu uronjenim blenderom dok ne postane glatka i kremasta.

Zagrijte juhu i poslužite je sa svježim vlascem. Uživati!

Salata od kvinoje i avokada

(Spremno za oko 15 minuta + vrijeme hlađenja | Za 4 obroka)

Po porciji: Kalorije: 399; Masti: 24,3g; Ugljikohidrati: 38,5g; Bjelančevine: 8,4g

Sastojci

1 šalica kvinoje, isprane

1 kosani luk

1 rajčica, narezana na kockice

2 pečene paprike narezane na trakice

2 žlice nasjeckanog peršina

2 žlice nasjeckanog bosiljka

1/4 šalice ekstra djevičanskog maslinovog ulja

2 žlice crvenog vinskog octa

2 žlice soka od limuna

1/4 žličice kajenskog papra

Morska sol i svježe mljeveni crni papar, za začin

1 avokado, oguljen, bez koštica i narezan na ploške

1 žlica prženih sjemenki sezama

Adrese

Stavite vodu i kvinoju u lonac i zakuhajte. Odmah uključite vatru da zavrije.

Neka se kuha oko 13 minuta dok kvinoja ne upije svu vodu; Kvinoju izbosti vilicom i ostaviti da se potpuno ohladi. Zatim prebacite kvinoju u zdjelu za salatu.

U zdjelu za salatu dodajte luk, rajčicu, pečenu papriku, peršin i bosiljak. U drugoj maloj posudi pomiješajte maslinovo ulje, ocat, limunov sok, kajenski papar, sol i crni papar.

Začinite salatu i promiješajte da se dobro poveže. Na vrh stavite kriške avokada i ukrasite prženim sezamom.

Uživati!

Tabule salata sa tofuom

(Spremno za oko 20 minuta + vrijeme za hlađenje | Za 4 osobe)

Po porciji: Kalorije: 379; Masti: 18,3g; Ugljikohidrati: 40,7g; Bjelančevine: 19,9g

Sastojci

1 šalica bulgur pšenice

2 San Marzano rajčice, narezane na ploške

1 perzijski krastavac, tanko narezan

2 žlice nasjeckanog bosiljka

2 žlice nasjeckanog peršina

4 nasjeckana vlasca

2 šalice rikule

2 šalice mladog špinata, narezanog na komade

4 žlice tahinija

4 žlice soka od limuna

1 žlica soja umaka

1 žličica svježeg češnjaka, protisnutog

Morska sol i mljeveni crni papar, po ukusu

12 unci dimljenog tofua, narezanog na kocke

Adrese

U loncu zakuhajte 2 šalice vode i bulgur. Odmah smanjite vatru i pustite da kuha oko 20 minuta ili dok bulgur ne omekša i voda gotovo ne upije. Izbosti vilicom i raširiti na veliki pleh da se ohladi.

Rasporedite bulgur u zdjelu za salatu, a zatim rajčice, krastavce, bosiljak, peršin, mladi luk, rikulu i špinat.

U malom tanjuru pomiješajte tahini, limunov sok, soja umak, češnjak, sol i crni papar. Začinite salatu i promiješajte da se sjedini.

Prelijte salatu dimljenim tofuom i poslužite na sobnoj temperaturi. Uživati!

Vrtna salata od tjestenine

(Spremno za oko 10 minuta + vrijeme za hlađenje | Za 4 osobe)

Po porciji: Kalorije: 479; Masti: 15g; Ugljikohidrati: 71,1g; Bjelančevine: 14,9g

Sastojci

12 unci rotini tjestenine

1 manja glavica luka, tanko narezana

1 šalica cherry rajčica, prepolovljenih

1 paprika nasjeckana

1 jalapeno paprika, mljevena

1 žlica kapara, ocijeđenih

2 šalice zelene salate iceberg, narezane na komade

2 žlice nasjeckanog svježeg peršina

2 žlice nasjeckanog svježeg cilantra

2 žlice nasjeckanog svježeg bosiljka

1/4 šalice maslinovog ulja

2 žlice jabučnog octa

1 žličica protisnutog češnjaka

Košer sol i mljeveni crni papar, po ukusu

2 žlice prehrambenog kvasca

2 žlice prženih i nasjeckanih pinjola

Adrese

Skuhajte tjesteninu prema uputama na pakiranju. Ocijedite i isperite tjesteninu. Pustite da se potpuno ohladi, a zatim prebacite u zdjelu za salatu.

Zatim dodajte luk, rajčice, paprike, kapare, zelenu salatu, peršin, cilantro i bosiljak u zdjelu salate.

Umutite maslinovo ulje, ocat, češnjak, sol, crni papar i prehrambeni kvasac. Začinite salatu i na vrh stavite tostirane pinjole. Uživati!

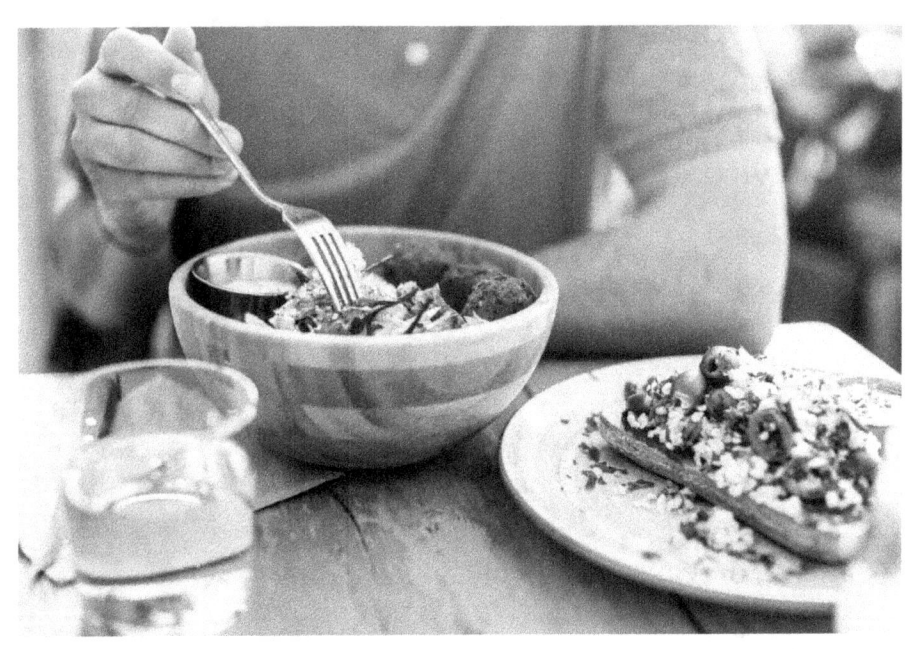

Tradicionalni ukrajinski boršč

(Spremno za oko 40 minuta | Za 4 osobe)

Po porciji: Kalorije: 367; Masti: 9,3g; Ugljikohidrati: 62,7g; Bjelančevine: 12,1g

Sastojci

2 žlice sezamovog ulja

1 glavica crvenog luka nasjeckana

2 mrkve, orezane i narezane

2 velike cikle oguljene i narezane na ploške

2 velika krumpira, oguljena i narezana na kockice

4 šalice juhe od povrća

2 mljevena češnja češnjaka

1/2 žličice sjemenki kima

1/2 žličice sjemenki celera

1/2 žličice sjemenki komorača

1 funta crvenog kupusa, nasjeckanog

1/2 žličice miješanog papra u zrnu, svježe nasjeckanog

Košer sol, po ukusu

2 lista lovora

2 žlice vinskog octa

Adrese

U pećnici zagrijte sezamovo ulje na umjerenoj vatri. Kad se zagrije, pirjajte luk dok ne omekša i postane proziran, oko 6 minuta.

Dodajte mrkvu, ciklu i krumpir te nastavite pirjati još 10 minuta uz povremeno dolijevanje juhe od povrća.

Zatim dodajte češnjak, sjemenke kima, sjemenke celera, sjemenke komorača i nastavite pirjati još 30 sekundi.

Dodajte kupus, miješani papar u zrnu, sol i lovor. Dodajte preostalu juhu i pustite da zavrije.

Odmah pojačajte vatru i nastavite kuhati još 20 do 23 minute dok povrće ne omekša.

Poslužite u zasebnim zdjelicama i pokapajte vinskim octom po vrhu. Poslužite i uživajte!

Beluga salata od leće

(Spremno za oko 20 minuta + vrijeme za hlađenje | Za 4 osobe)

Po porciji: Kalorije: 338; Masti: 16,3g; Ugljikohidrati: 37,2g; Proteini: 13g

Sastojci

1 šalica beluga leće, isprane

1 perzijski krastavac, narezan na ploške

1 velika rajčica, narezana na ploške

1 glavica crvenog luka nasjeckana

1 paprika narezana na ploške

1/4 šalice nasjeckanog svježeg bosiljka

1/4 šalice svježeg talijanskog peršina, nasjeckanog

2 unce zelenih maslina, bez koštica i narezanih na ploške

1/4 šalice maslinovog ulja

4 žlice soka od limuna

1 žličica delikatesnog senfa

1/2 žličice mljevenog češnjaka

1/2 žličice mljevene crvene paprike

Morska sol i mljeveni crni papar, po ukusu

Adrese

U velikom loncu zakuhajte 3 šalice vode i 1 šalicu leće.

Odmah zagrijte na laganoj vatri i nastavite kuhati leću dodatnih 15 do 17 minuta ili dok ne omekša, ali ne postane kašasta. Ocijedite i pustite da se potpuno ohladi.

Premjestite leću u zdjelu za salatu; dodajte krastavce, rajčice, luk, papriku, bosiljak, peršin i masline.

U maloj posudi pomiješajte maslinovo ulje, limunov sok, senf, češnjak, crvenu papriku, sol i crni papar.

Učinite salatu, promiješajte i poslužite ohlađenu. Uživati!

Naan salata na indijski način

(Spremno za oko 10 minuta | Za 3 osobe)

Po porciji: Kalorije: 328; Masti: 17,3g; Ugljikohidrati: 36,6g; Bjelančevine: 6,9g

Sastojci

3 žlice sezamovog ulja

1 žličica đumbira, oguljenog i mljevenog

1/2 žličice sjemenki kumina

1/2 žličice sjemena gorušice

1/2 žličice miješanog papra u zrnu

1 žlica curry lišća

3 naan kruha, izlomljena na male komadiće

1 ljutika nasjeckana

2 nasjeckane rajčice

Himalajska sol, po ukusu

1 žlica soja umaka

Adrese

Zagrijte 2 žlice sezamovog ulja u neprianjajućoj tavi na umjereno jakoj vatri.

Pirjajte đumbir, sjemenke kima, sjemenke gorušice, miješani papar u zrnu i lišće curryja oko 1 minutu, dok ne zamirišu.

Dodajte naan kruh i nastavite kuhati, povremeno miješajući, dok ne porumene i dobro budu obloženi začinima.

Stavite ljutiku i rajčice u zdjelu za salatu; pomiješajte sa soli, sojinim umakom i preostalom žlicom sezamova ulja.

Stavite tostirani kruh na vrh salate i poslužite na sobnoj temperaturi. Uživati!

Salata od pečene paprike na grčki način

(Spremno za oko 10 minuta | Za 2 porcije)

Po porciji: Kalorije: 185; Masti: 11,5g; Ugljikohidrati: 20,6g; Bjelančevine: 3,7g

Sastojci

2 crvene paprike babure

2 žute paprike

2 režnja češnjaka, protisnuta

4 žličice ekstra djevičanskog maslinovog ulja

1 žlica kapara, isprati i ocijediti

2 žlice crvenog vinskog octa

Morska sol i mljeveni papar, po ukusu

1 žličica svježeg kopra, nasjeckanog

1 žličica nasjeckanog svježeg origana

1/4 šalice Kalamata maslina, očišćenih od koštica i narezanih na ploške

Adrese

Pecite paprike na limu obloženom papirom za pečenje oko 10 minuta, okrećući tavu na pola vremena pečenja, dok ne pougljeni sa svih strana.

Zatim pokrijte paprike plastičnom folijom za kuhanje na pari. Odbacite kožu, sjemenke i jezgru.

Paprike narežite na trakice i stavite u zdjelu za salatu. Dodajte preostale sastojke i promiješajte da se dobro sjedine.

Stavite u hladnjak do posluživanja. Uživati!

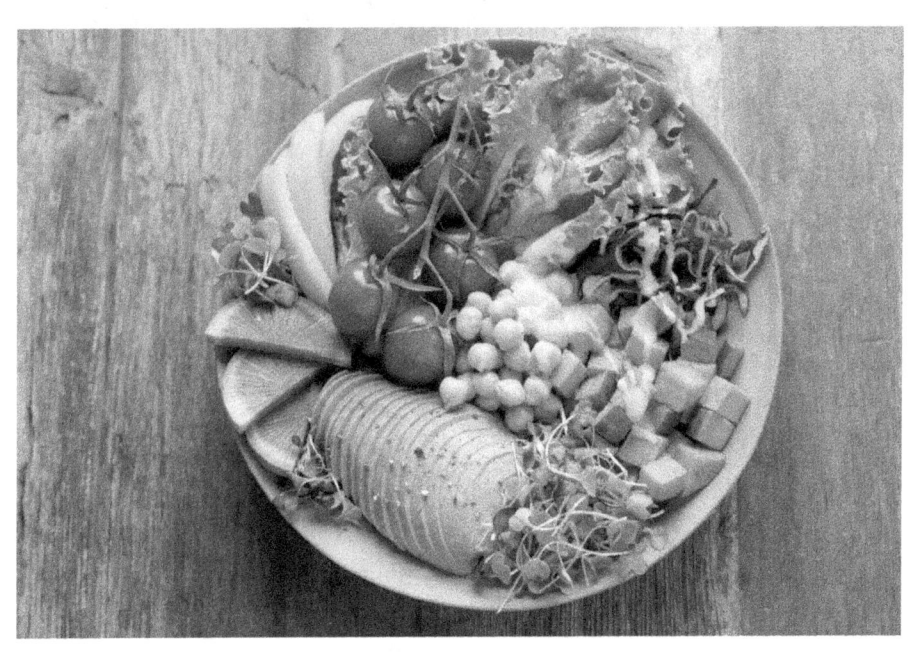

Juha od graha i krumpira

(Spremno za oko 30 minuta | Za 4 osobe)

Po porciji: Kalorije: 266; Masti: 7,7g; Ugljikohidrati: 41,3g; Bjelančevine: 9,3g

Sastojci

2 žlice maslinovog ulja

1 kosani luk

1 funta krumpira, oguljenog i narezanog na kockice

1 srednja stabljika celera, nasjeckana

2 mljevena češnja češnjaka

1 žličica paprike

4 šalice vode

2 žlice veganske bujone u prahu

16 unci konzerviranog graha, ocijeđenog

2 šalice mladog špinata

Morska sol i mljeveni crni papar, po ukusu

Adrese

U loncu s debelim dnom zagrijte masline na srednje jakoj vatri. Sada pirjajte luk, krumpir i celer oko 5 minuta ili dok luk ne postane proziran i omekša.

Dodajte češnjak i nastavite pirjati 1 minutu ili dok ne postane aromatičan.

Zatim dodajte papriku, vodu i veganski bujon u prahu i zakuhajte. Odmah smanjite vatru i ostavite da kuha 15 minuta.

Dodajte morski grah i špinat; nastavite pirjati oko 5 minuta dok se sve ne zagrije. Začinite solju i crnim paprom po ukusu.

Poslužite u pojedinačne zdjelice i poslužite vruće. Uživati!

Salata od zimske kvinoje s kiselim krastavcima

(Spremno za oko 20 minuta + vrijeme za hlađenje | Za 4 osobe)

Po porciji: Kalorije: 346; Masti: 16,7g; Ugljikohidrati: 42,6g; Bjelančevine: 9,3g

Sastojci

1 šalica kvinoje

4 češnja češnjaka, mljevena

2 kisela krastavca nasjeckana

10 unci konzervirane crvene paprike, nasjeckane

1/2 šalice zelenih maslina, očišćenih od koštica i narezanih na ploške

2 šalice zelenjave, nasjeckane

2 šalice zelene salate iceberg, narezane na komade

4 ukiseljena čilija, nasjeckana

4 žlice maslinovog ulja

1 žlica soka od limuna

1 žličica limunove korice

1/2 žličice sušenog mažurana

Morska sol i mljeveni crni papar, po ukusu

1/4 šalice svježeg vlasca, grubo nasjeckanog

Adrese

Dvije šalice vode i kvinoju stavite u lonac i zakuhajte. Odmah uključite vatru da zavrije.

Neka se kuha oko 13 minuta dok kvinoja ne upije svu vodu; Kvinoju izbosti vilicom i ostaviti da se potpuno ohladi. Zatim prebacite kvinoju u zdjelu za salatu.

Dodajte češnjak, kiseli krastavac, papriku, masline, kupus, zelenu salatu i kiseli čili u zdjelu za salatu i promiješajte da se sjedini.

U maloj zdjeli napravite preljev tako što ćete pjenjačom pomiješati preostale sastojke. Začinite salatu, promiješajte da se dobro sjedini i odmah poslužite. Uživati!

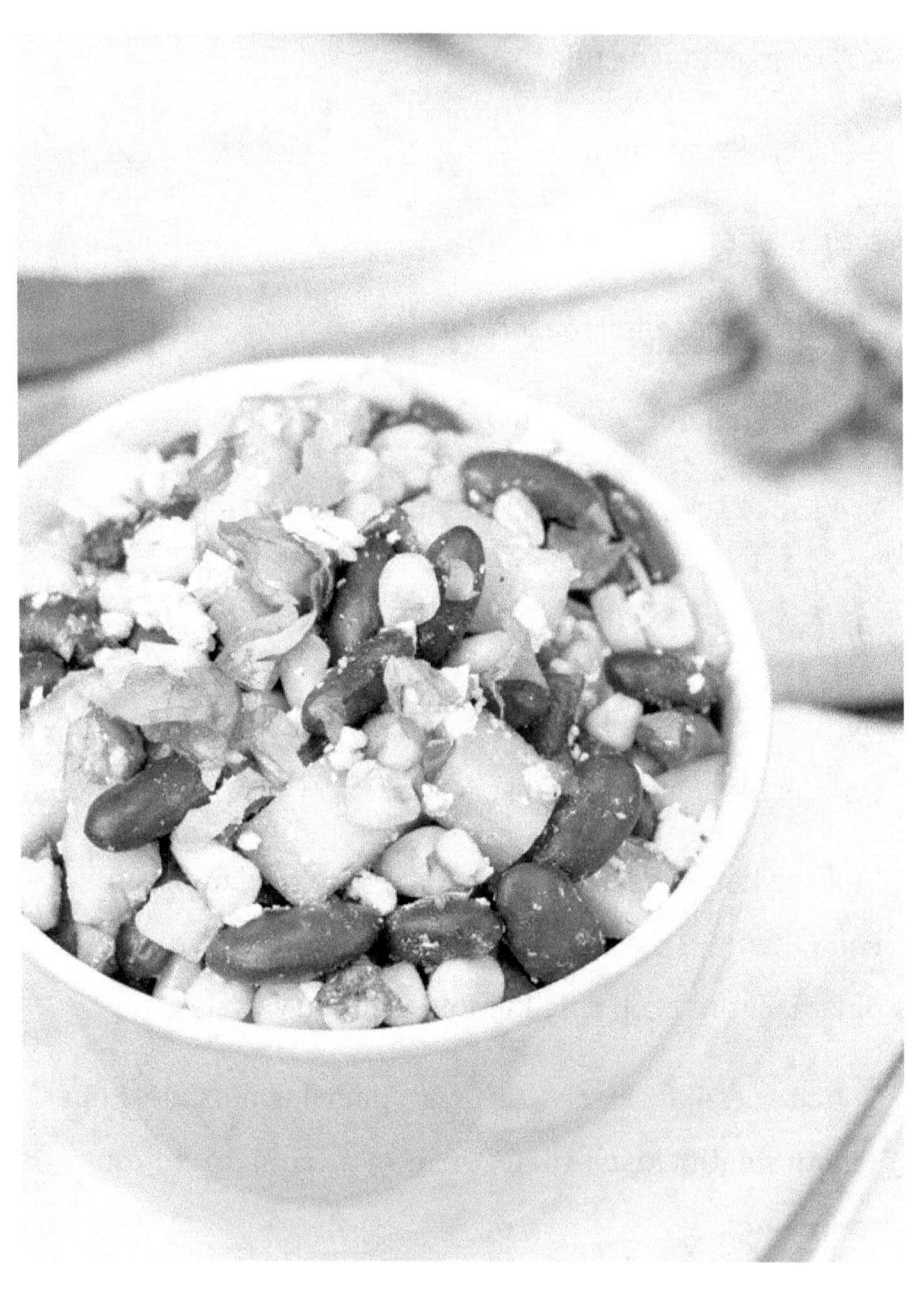

Juha od pečenih šumskih gljiva

(Spremno za otprilike 55 minuta | Za 3 osobe)

Po porciji: Kalorije: 313; Masti: 23,5g; Ugljikohidrati: 14,5g; Bjelančevine: 14,5g

Sastojci

3 žlice sezamovog ulja

1 funta miješanih šumskih gljiva, narezanih na ploške

1 nasjeckani bijeli luk

3 režnja češnjaka, nasjeckana i podijeljena

2 grančice majčine dušice nasjeckane

2 grančice ružmarina nasjeckane

1/4 šalice brašna od lanenog sjemena

1/4 šalice suhog bijelog vina

3 šalice juhe od povrća

1/2 žličice pahuljica crvenog čilija

Češnjak sol i svježe mljeveni crni papar, za začin

Adrese

Počnite tako da prethodno zagrijete pećnicu na 395 stupnjeva F.

Rasporedite gljive u jednom sloju na pleh obložen papirom za pečenje. Pokapajte gljive s 1 žlicom sezamovog ulja.

Pecite gljive u prethodno zagrijanoj pećnici oko 25 minuta ili dok ne omekšaju.

Zagrijte preostale 2 žlice sezamovog ulja u loncu na srednje jakoj vatri. Zatim pirjajte luk oko 3 minute ili dok ne omekša i postane proziran.

Zatim dodajte češnjak, majčinu dušicu i ružmarin i nastavite pirjati oko 1 minutu dok ne postane aromatično. Preko svega pospite brašno od lanenog sjemena.

Dodajte preostale sastojke i nastavite pirjati dodatnih 10 do 15 minuta ili dok sve ne bude kuhano.

Dodajte pečene gljive i nastavite pirjati još 12 minuta.

Poslužite u zdjelice za juhu i poslužite vruće. Uživati!

Juha od zelenog graha na mediteranski način

(Spremno za oko 25 minuta | Za 5 osoba)

Po porciji: Kalorije: 313; Masti: 23,5g; Ugljikohidrati: 14,5g; Bjelančevine: 14,5g

Sastojci

2 žlice maslinovog ulja

1 kosani luk

1 celer s listovima, nasjeckan

1 nasjeckana mrkva

2 mljevena češnja češnjaka

1 tikvica nasjeckana

5 šalica juhe od povrća

1 ¼ funte zelenog graha, obrezanog i narezanog na male komadiće

2 srednje pasirane rajčice

Morska sol i svježe mljeveni crni papar, po ukusu

1/2 žličice kajenskog papra

1 žličica origana

1/2 žličice sušenog kopra

1/2 šalice Kalamata maslina, očišćenih od koštica i narezanih na ploške

Adrese

U loncu s debelim dnom zagrijte masline na srednje jakoj vatri. Sada pirjajte luk, celer i mrkvu oko 4 minute ili dok povrće ne omekša.

Dodajte češnjak i tikvice i nastavite pirjati 1 minutu ili dok ne zamiriše.

Zatim dodajte juhu od povrća, zeleni grah, rajčice, sol, crni papar, kajenski papar, origano i sušeni kopar; dovesti do vrenja. Odmah smanjite vatru i ostavite da kuha oko 15 minuta.

Poslužite u pojedinačne zdjelice i poslužite s narezanim maslinama. Uživati!

Krema od mrkve

(Spremno za oko 30 minuta | Za 4 osobe)

Po porciji: Kalorije: 333; Masti: 23g; Ugljikohidrati: 26g; Bjelančevine: 8,5g

Sastojci

2 žlice sezamovog ulja

1 kosani luk

1 ½ funte mrkve, obrezane i nasjeckane

1 nasjeckani pastrnjak

2 mljevena češnja češnjaka

1/2 žličice curry praha

Morska sol i kajenski papar, po ukusu

4 šalice juhe od povrća

1 šalica punomasnog kokosovog mlijeka

Adrese

U loncu s debelim dnom zagrijte sezamovo ulje na srednje jakoj vatri. Sada pržite luk, mrkvu i pastrnjak oko 5 minuta uz povremeno miješanje.

Dodajte češnjak i nastavite pirjati 1 minutu ili dok ne zamiriše.

Zatim dodajte curry prah, sol, kajenski papar i juhu od povrća; brzo prokuhajte. Odmah smanjite vatru i ostavite da kuha 18 do 20 minuta.

Pasirajte juhu uronjenim blenderom dok ne postane glatka i kremasta.

Pasiranu smjesu vratite u lonac. Dodajte kokosovo mlijeko i nastavite kuhati dok se ne zagrije ili još oko 5 minuta.

Ulijte u četiri zdjelice i poslužite vruće. Uživati!

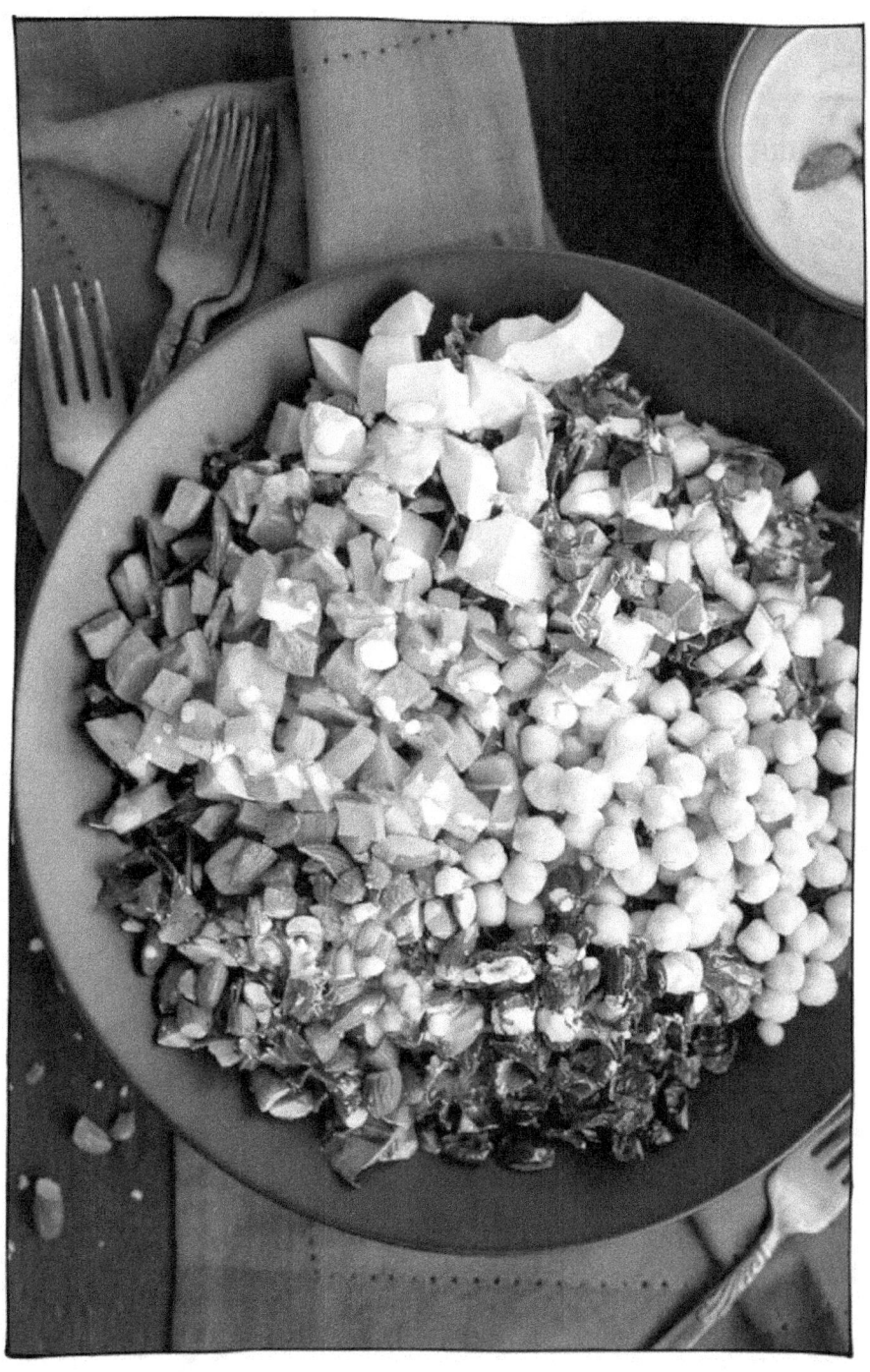

Nonna talijanska pizza salata

(Spremno za oko 15 minuta + vrijeme hlađenja | Za 4 obroka)

Po porciji: Kalorije: 595; Masti: 17,2g; Ugljikohidrati: 93g; Proteini: 16g

Sastojci

1 funta makarona

1 šalica mariniranih gljiva, narezanih na ploške

1 šalica grožđanih rajčica, prepolovljenih

4 žlice nasjeckanog vlasca

1 žličica mljevenog češnjaka

1 talijanska paprika, narezana na ploške

1/4 šalice ekstra djevičanskog maslinovog ulja

1/4 šalice balzamičnog octa

1 žličica sušenog origana

1 žličica sušenog bosiljka

1/2 žličice sušenog ružmarina

Morska sol i kajenski papar, po ukusu

1/2 šalice crnih maslina, narezanih

Adrese

Skuhajte tjesteninu prema uputama na pakiranju. Ocijedite i isperite tjesteninu. Pustite da se potpuno ohladi, a zatim prebacite u zdjelu za salatu.

Zatim dodajte preostale sastojke i miješajte dok se makaroni dobro ne prekriju.

Kušajte i prilagodite začine; stavite pizza salatu u hladnjak dok ne budete spremni za upotrebu. Uživati!

Zlatna kremasta juha od povrća

(Spremno za oko 45 minuta | Za 4 osobe)

Po porciji: Kalorije: 550; Masti: 27,2g; Ugljikohidrati: 70,4g; Bjelančevine: 13,2g

Sastojci

2 žlice ulja avokada

1 nasjeckani žuti luk

2 Yukon Gold krumpira, oguljena i narezana na kockice

2 funte bundeve, oguljene, bez sjemenki i narezane na kockice

1 pastrnjak, izrezan i narezan

1 žličica paste od đumbira i češnjaka

1 žličica kurkume u prahu

1 žličica sjemenki komorača

1/2 žličice čilija u prahu

1/2 žličice začina za pitu od bundeve

Košer sol i mljeveni crni papar, po ukusu

3 šalice juhe od povrća

1 šalica punomasnog kokosovog mlijeka

2 žlice koštica

Adrese

U loncu s debelim dnom zagrijte ulje na srednje jakoj vatri. Sada pirjajte luk, krumpir, butternut tikvicu i pastrnjak oko 10 minuta, povremeno miješajući kako biste osigurali ravnomjerno kuhanje.

Dodajte pastu od đumbira i češnjaka i nastavite pirjati 1 minutu ili dok ne postane aromatično.

Zatim dodajte kurkumu u prahu, sjemenke komorača, čili u prahu, začin za pitu od bundeve, sol, crni papar i juhu od povrća; dovesti do vrenja. Odmah smanjite vatru i ostavite da kuha oko 25 minuta.

Pasirajte juhu uronjenim blenderom dok ne postane glatka i kremasta.

Pasiranu smjesu vratite u lonac. Dodajte kokosovo mlijeko i nastavite kuhati dok se ne zagrije ili još oko 5 minuta.

Poslužite u zasebnim zdjelicama i poslužite ukrašeno pepitama. Uživati!

www.ingramcontent.com/pod-product-compliance
Lightning Source LLC
Chambersburg PA
CBHW050349120526
44590CB00015B/1614